섹시한 뒤태 만들기 3주 플랜

김사과
애플힙
다이어트

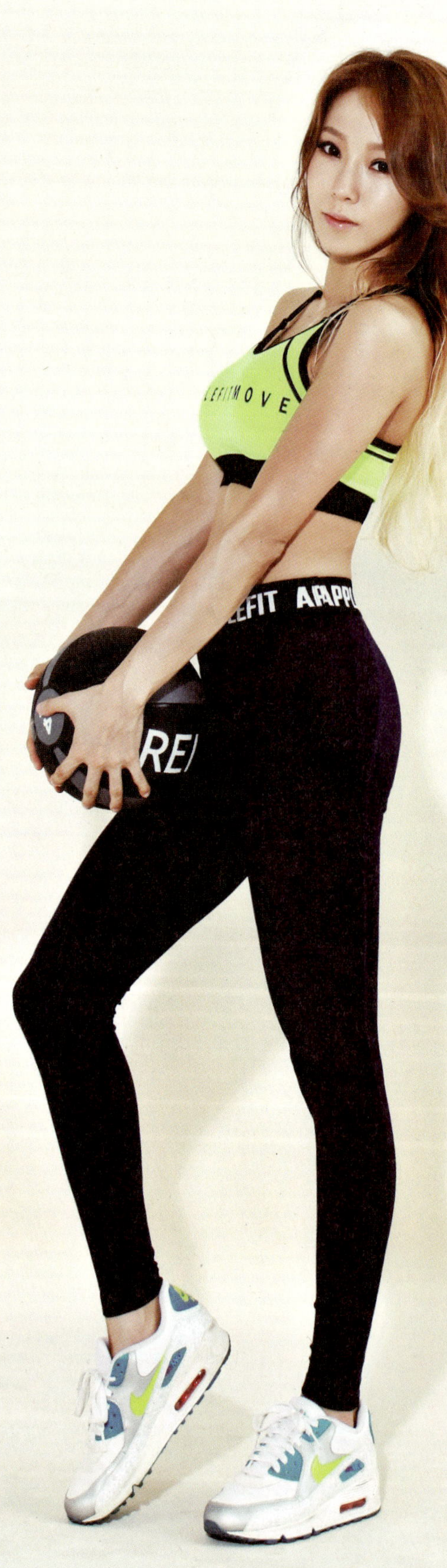

저자 소개 김사과(김은정)

아무리 바빠도 '멋있는 나'를 포기하지 않는 워킹맘. NAVER 포스트 스타에디터로, [운동 꿀팁 by 김사과]를 연재 중이다. 다이어트 시작이 어려워서 망설이고, 큰맘 먹고 시작해도 분주한 일상에 치여 금세 포기하는 사람들을 위해 잠깐의 짬을 내 할 수 있는 홈트레이닝 방법, 맛있고 건강한 다이어트 요리 등을 소개하고 있다. 진심과 경험이 녹아 있는 그녀의 다이어트 팁들은 20만 다이어터들이 믿고 따르는 인기 콘텐츠가 되었다.

운동은커녕 손가락 하나 까딱하기도 귀찮아하던 20대 초반, 갑작스럽게 갑상선암 선고를 받고 암수술을 했다. 다행히 연년생 딸 둘을 임신하였으나 체중이 82kg까지 불었다. 출산 후 식사 조절과 유산소 운동으로 한 달 만에 52kg을 만들었지만 납작한 힙, 처진 뱃살, 통허리는 그대로였다. 체중계를 치우고 목표를 '체중 감량'에서 스타일 사는 '멋있는 몸'으로 정정했다. 먹고, 생활하고, 운동하는 법을 조금씩 바꾸자 한 달도 안 돼 잘록한 허리, 탄탄한 힙이 돋보이는 몸으로 변화했다. 지금은 SBS 〈스타킹〉 '보디퀸 선발대회'에서 20대 젊은 운동선수들을 제치고 '보디퀸'으로 선발될 만큼 예쁘고 탄탄한 몸매를 유지하고 있다.

의류 디자이너 일과 살림, 육아, 운동 모두 놓치지 않고 있으며, 블로그, 포스트 등 SNS와 KBS, MBC 등 방송 프로그램, 〈여성중앙〉〈STYLER〉 등 매거진에서 다이어트와 운동 경험을 나누고 있다.

섹시한 뒤태 만들기 3주 플랜

김사과
애플힙
다이어트

김사과(김은정) 지음

APPLE HIP DIET

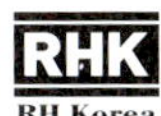

운동하는 워킹맘, 김사과입니다

억지로 하는 운동이 얼마나 힘든지 잘 알아요

저를 보고 타고났다고 하는 분들이 많아요. 타고났다기보다 저는 어쩔 수 없는 상황들 때문에 운동을 시작하게 됐어요. 그것도 타고난 거라면 타고난 걸까요? 20대 초반, 잔병치레가 심해져서 병원을 찾아갔다가 갑상선암 진단을 받았습니다. 그땐 당장 내일이라도 세상이 끝날 것 같았어요. 저는 어렸고 하고 싶은 게 많았거든요. 암이 생각보다 많이 진행되어 예상보다 두 배 긴 시간 수술을 했고 목에는 긴 흉터가 남았습니다. 평생 호르몬 약을 복용해야 하는데 과연 아기를 낳아 키울 수 있을지 덜컥 걱정이 됐어요. 그렇게 운동을 시작했습니다. 억지로 시작한 터라 노동처럼 느껴졌고 생각만 해도 지쳤습니다. 그때 제게 운동이란, 어쩔 수 없이 해야 하는 것, 임신을 위해 견뎌야 하는 것이었으니까요.

아이가 생겼고, 80kg을 찍었습니다

감사하게도 아이가 찾아왔습니다. 그간의 고생을 보상이라도 받듯 저는 임신 특수를 맘껏 누렸어요. 당기는 대로 먹고 또 먹었어요. 막달에 80kg까지 불었지만 당연히 빠질 거라고 생각했어요. 그리고 모든 엄마들이 경험했겠지만 애를 낳아도 출산 전 몸무게로 돌아가지 않는 멘붕을 겪었죠.
첫째를 낳고 8개월 뒤 다이어트를 시작했지만 이내 둘째가 생겼어요. 다시 또 80kg을 찍었습니다. 쉽게 빠지는 살이 아님을 한 번 경험한 저는 둘째를 낳고 산후조리를 하면서부터 다이어트에 시동을 걸었습니다.

독하게 뺐지만 허망하게도 원하던 몸이 아니었어요

식단 조절과 집에서 할 수 있는 유산소 운동을 병행하며 한 달 만에 독하게 52kg을 만들었으나 체중은 말 그대로 숫자에 불과했습니다. 잘 가리면 날씬한 것도 같았지만 두 번의 출산을 치른 뱃살은 도무지 들어갈 기미 없이 바람 빠진 풍선 같았고 펑퍼짐해졌던 힙은 힘없이 축 처져 있었어요. 바지를 입는 게 무서울 정도였죠. 좀 더 욕심내고 싶었어요.

조급한 마음, 몸이 망가져본 사람은 다 같은 마음일 거예요

다이어트를 마음먹자마자 빠른 시간 안에 결과를 보고 싶은 조급한 마음, 경험해본 사람만 이해할 수 있죠. 저 역시 그랬기에 무리하게 체중을 줄인 거고요. 하지만 원하는 것을 얻지 못하고 그제야 깨닫게 되었어요. 체중은 답이 아니라는 걸. 저는 정공법을 택했어요. 유산소와 근력 운동을 병행하는 걸로요. 처음 근력 운동을 시작하자 체중이 늘기 시작했어요. 힘은 드는데 살이 찌니 불안했어요. 산후 우울증까지 겹쳐 힘들어하자 남편은 체중계를 치워버렸습니다.

지금 전 생애 최고의 몸으로 살고 있습니다

그동안 근력 운동을 한 적이 없기에 변화는 정말 극적이었습니다. 3주도 채 되지 않아 복근이 잡히고, 힙이 올라갔어요. 이 정도면 꽤 큰 변화다 싶어 큰맘 먹고 체중을 재봤는데 여전히 체중은 52kg!! 체중의 압박을 완전히 벗어나던 순간이었습니다. 그 3주의 변화를 경험하자 운동은 저와 떼려야 뗄 수 없는 일상이 되었습니다. 또 3주를 빡세게 운동해두니 그 뒤로는 운동이 힘들지도 않았어요. 근력도 생기고 습관도 붙었기 때문이죠. 무엇보다 변화에 대한 믿음도 생겼고요. 저는 사실 길을 좀 돌아왔잖아요. 체중에 대한 집착을 버리지 못해서요. 제가 겪은 시행착오와 낭비한 시간을 다른 분들은 겪지 마시라고, 그래서 더 쉽게 멋진 모습으로 변화하시라고 저의 노하우를 이 책에 진심으로 담았습니다. 방법만 정확하다면 변화를 체감하는 데 긴 시간은 필요 없습니다. 하루 15분만 나를 위한 시간을 확보하세요.

같은 체중 다른 라인

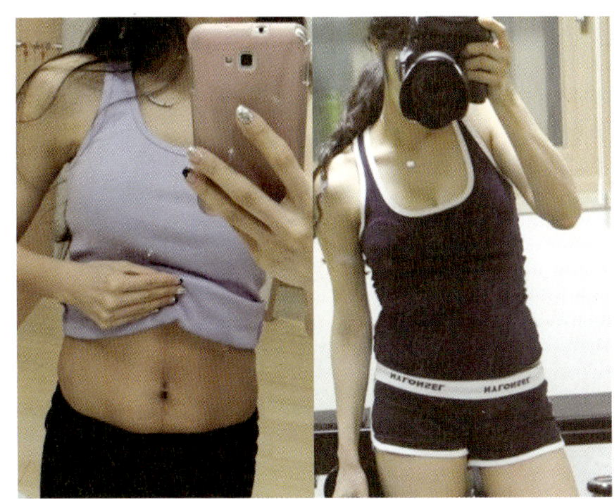

Before 52kg

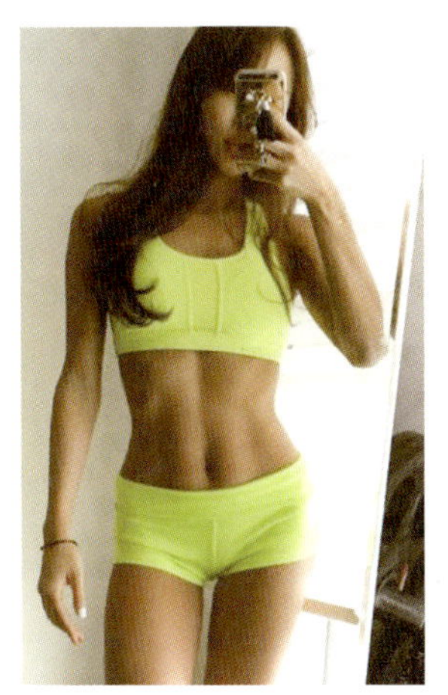

After 52kg

좋은 몸의 상징이 복근이던 시기가 있었어요. 저도 복근 운동을 매우 중요하게 생각합니다. 복근이 있다는 건 지방이 많지 않다는 의미예요. 즉 복근이 있어도 날씬해야 티가 나죠. 저는 그런 의미에서 복근을 열심히 유지하고 있어요. 그런데 애플힙은 어떤가요? 애플힙은 날씬하다고 해서 가질 수 있는 게 아니에요. 반면 통통한 사람도 운동으로 충분히 아름다운 애플힙을 가질 수 있어요.

요즘은 몸매를 볼 때 근육도 중요하지만 볼륨감도 중요하게 여겨지고 있잖아요. 그러나 동양인은 체형상 힙이 올라붙기 힘든 데다, 특히 저는 살이 심하게 쪘다가 체중을 확 줄였기 때문에 엉덩이는 납작해졌어요. 여자는 힙부터 나이가 든다더니 나이도 이유 중 하나겠지요? 힙이 처지면 다리는 짧아 보이고 허리는 길어 보여요. 게다가 저는 원래가 힙이 작고 좁은 최악의 조건을 갖고 있었습니다. 바지를 입으면 힙은 없고 오히려 뱃살만 도드라져 가리기 바빴어요.

아름다운 라인, 애플힙만으로도 충분해요

힙은 탄탄하게, 허리와 허벅지는 슬림하게

제 운동 목표는 '예쁜 몸'이었으므로 울며 겨자 먹기로 힙 운동을 시작했습니다. 많은 운동이 그렇겠지만 특히 힙은 절대 '힙만' 운동을 할 수가 없어요. 애플힙 운동의 대명사 스쿼트만 해도 힙 운동인데 정작 허벅지가 더 터질 것 같아요. 덩키킥을 하다 보면 팔뚝과 어깨도 단단해지는 걸 느낍니다. 또 힙이 돋보이려면 옆구리 지방도 태워야 했고요. 힙 운동을 하려면 상체를 단단히 세울 일이 많았는데 자연스레 코어도 튼튼해졌어요. 그러다 보니 힙 운동은 '힙 중심' 운동이나 마찬가지입니다.

가장 놀라운 부수적 효과는 허벅지 셀룰라이트가 사라졌다는 것! 셀룰라이트는 뺄 수 없는 거라고, 지방 흡입만이 해결책이라 들어 내심 포기하고 있었는데 어느 날 문득 보니 셀룰라이트가 전혀 보이지 않는 거예요. 물론 손으로 잡으면 보이지만 허벅지 잡고 다닐 것도 아니고 정말로 감지덕지입니다. 처진 힙 때문에 운동을 시작했는데 힙뿐 아니라 뒤태가 완벽하게 달라졌어요.

> 힙이 처지면 다리는 짧아 보이고 허리는 길어 보여요. 애플힙은 날씬하다고 해서 가질 수 있는 게 아니에요. 반면 통통한 사람도 운동으로 충분히 아름다운 애플힙을 가질 수 있어요.

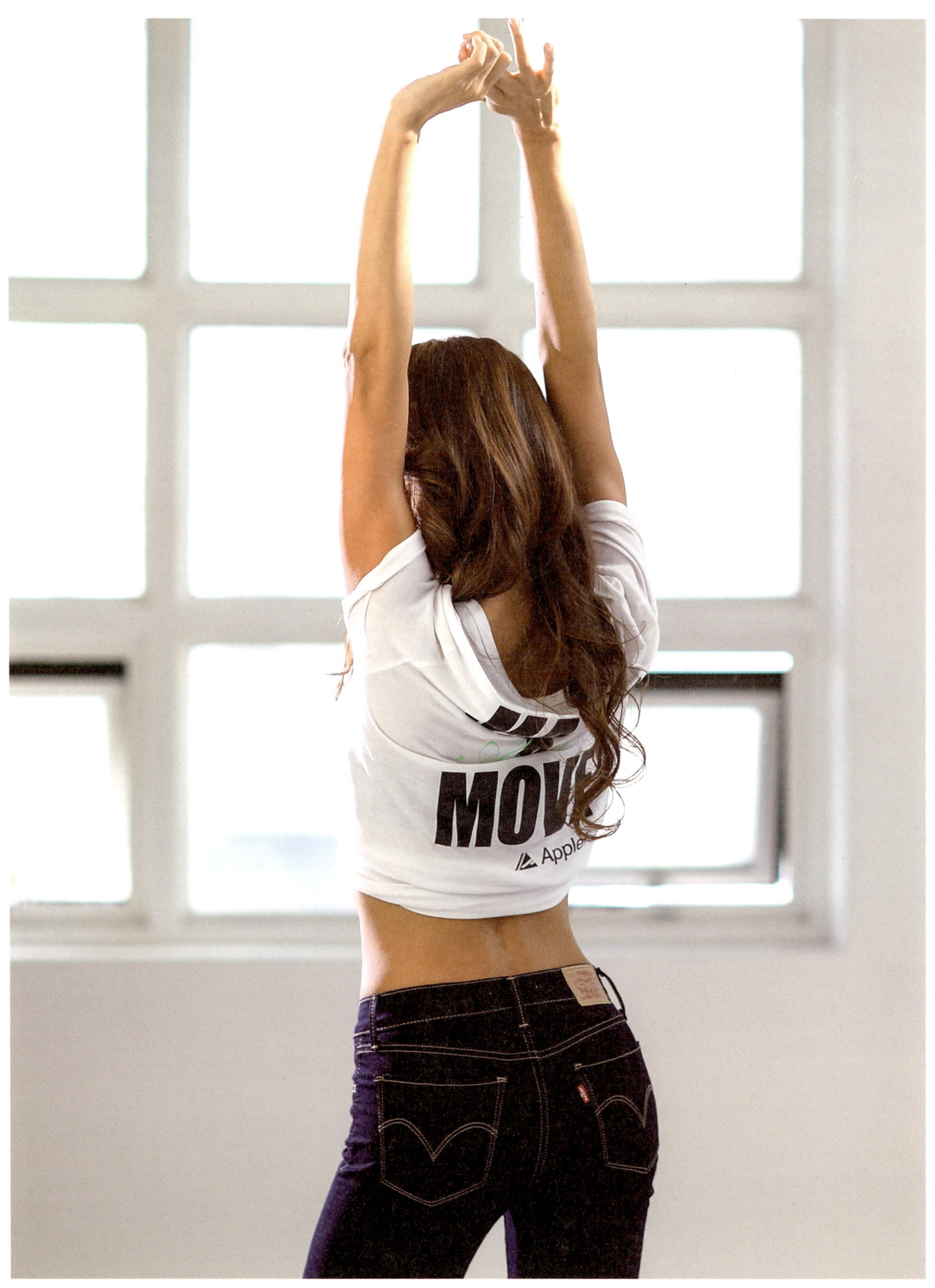

MOVE
Apple

CONTENTS

Step 1
3 Weeks Plan for Apple Hip
나를 위한 3주의 약속

1st Week | 잠자던 힙 근육을 깨우자

2nd Week | 탄력을 발견하는 시간

Step 2

Everyday Goddess Body

애플힙을 지키는 습관

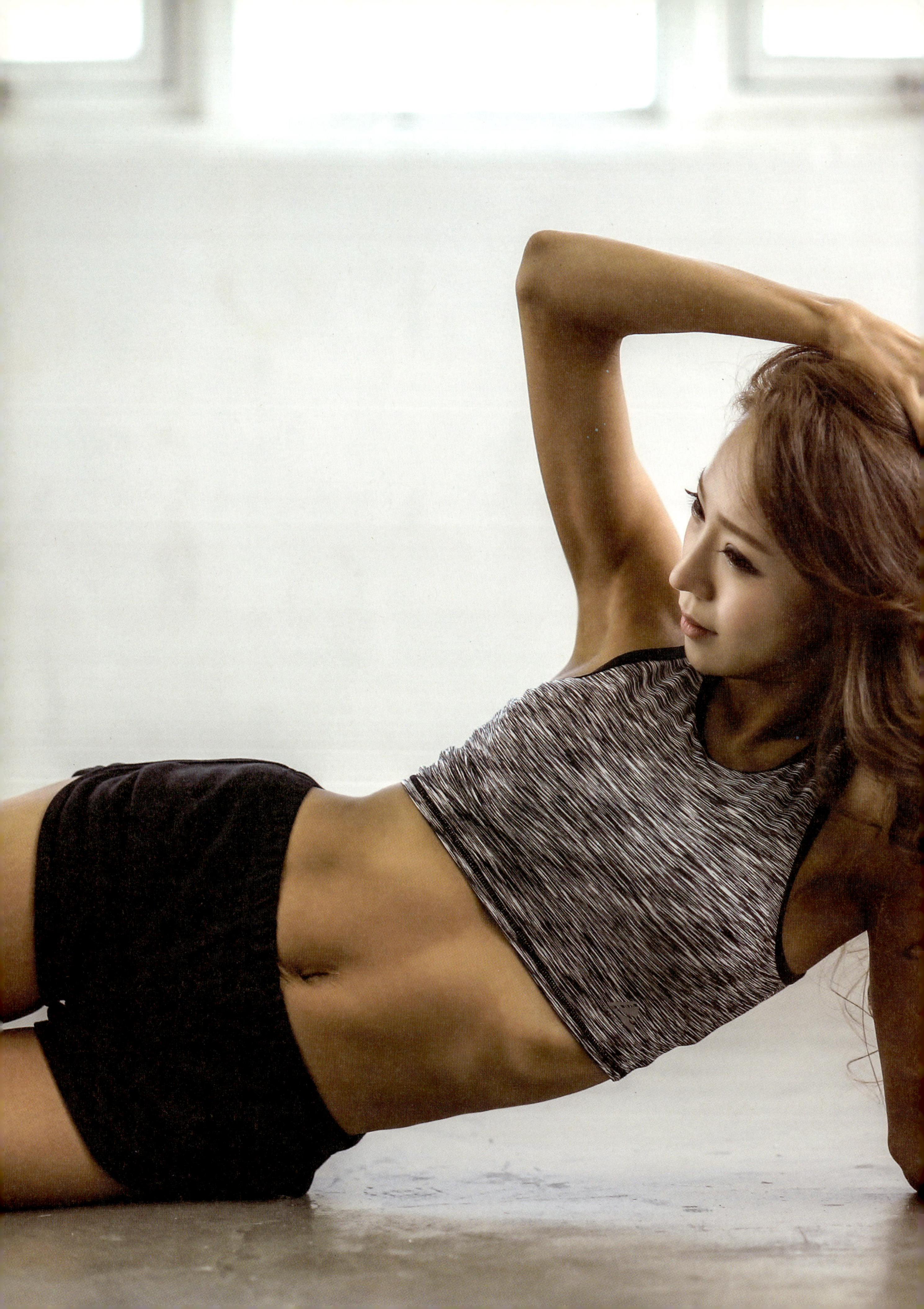

3 WEEKS PLAN FOR APPLE HIP

나를 위한 3주의 약속

본격적인 애플힙 만들기 시작할 준비되셨나요? 3주간은 나와의 약속을 강하게 지켜나가셔야 해요. 물론 지키기 어려운 상황도 있을 거예요. 그래도 재빨리 제자리로 돌아오세요. 하다 말면 운동 효과가 사라지는 것보다 더 큰 문제가 있어요. 바로 실패 경험이에요. 나에 대한 자신감이 떨어지거든요. 실패를 절대 허용하지 않겠다고 마음먹고 독하게 시작하자고요. 3~5세트 운동하세요.

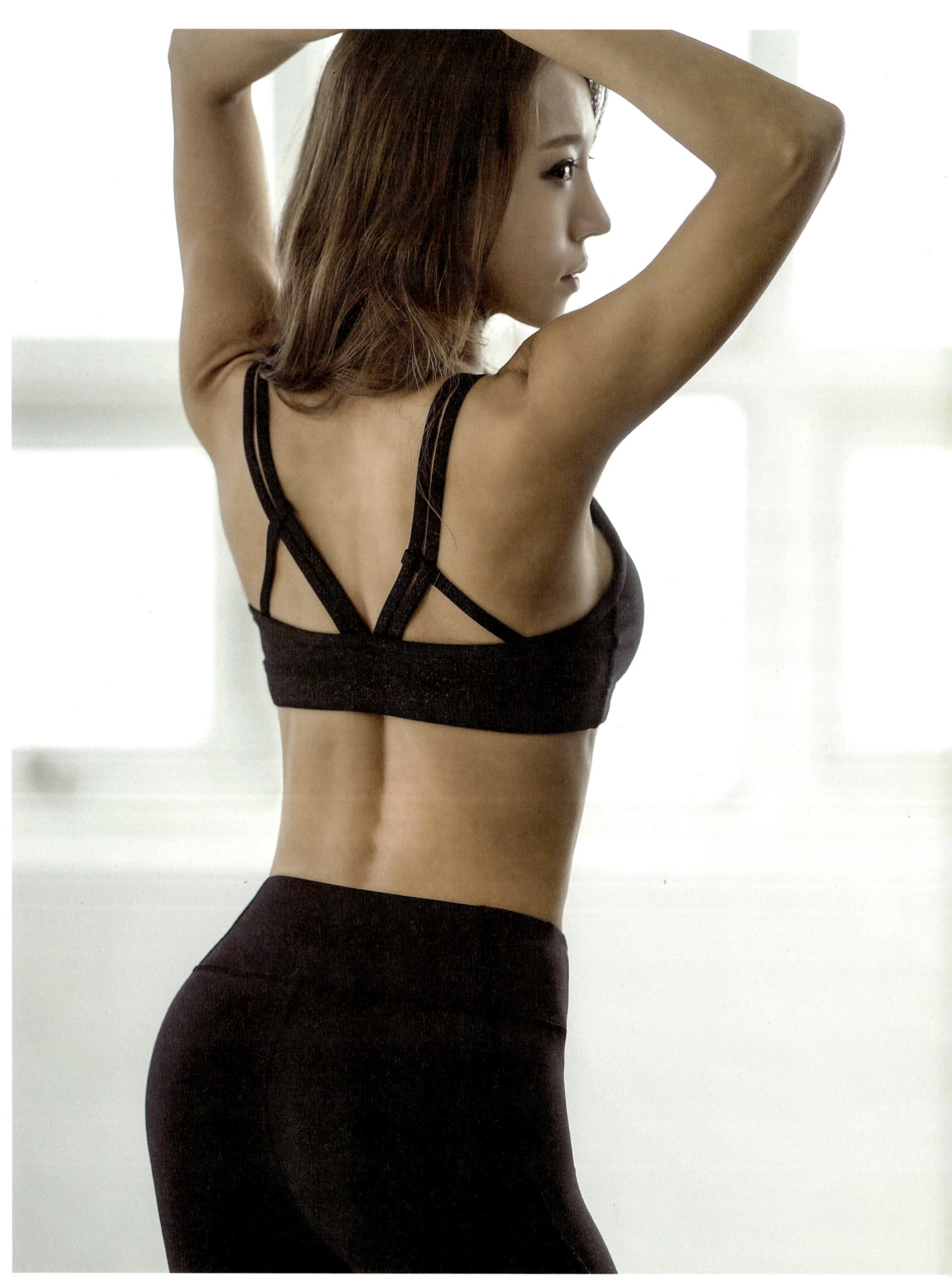

1st
Week

잠자던 힙 근육을 깨우자

요즘 스쿼트가 유행하면서 힙 운동을 한 번이라도 해보신 분들이 많아졌어요. 하지만 여전히 힙은 우리 몸의 다른 부분에 비해 평상시에 근육을 사용할 일이 많지 않아요. 그렇기 때문에 처음 운동을 시작하면 사용하지 않던 근육들을 깨우는 거라 힘이 드실 거예요. 게다가 힙 운동은 사실 허벅지, 허리 등 하체를 이용해야 하기에 더욱요. 대신 애플힙 완성이란, 탄탄한 힙뿐 아니라 셀룰라이트 없는 매끈한 허벅지, 군살 없는 예쁜 등라인을 동반하니 포기하지 말고 힘내세요! 최소 3세트 운동하세요.

스탠딩 킥 백

이 운동으로 힙 위쪽 근육을 자극하세요 세트당 양쪽 각각 10회

1 허리에 손을 얹고 발을 어깨너비보다 좁게 벌리고 섭니다.

2 상체를 바르게 세우고 오른쪽 다리를 쭉 편 채 뒤로 천천히 찹니다.

※ 10회 반복 후 반대쪽도 같은 방법으로 운동하세요.

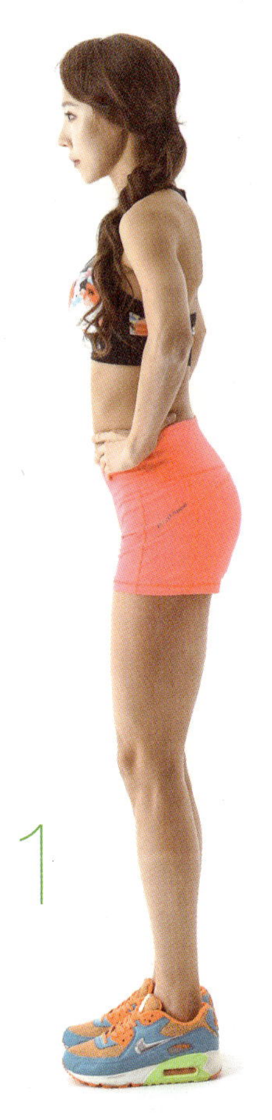

1

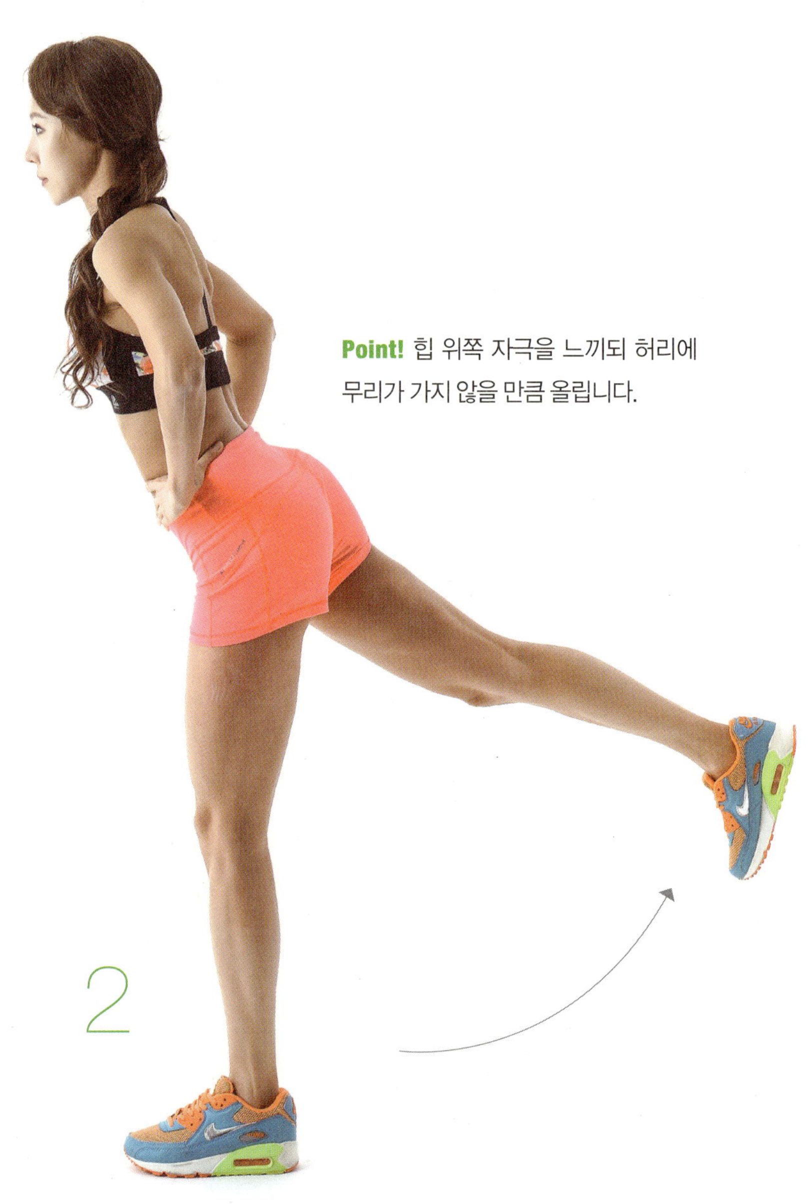

Point! 힙 위쪽 자극을 느끼되 허리에 무리가 가지 않을 만큼 올립니다.

2

스탠딩 사이드 45도 킥

이 운동으로 힙 중앙 근육을 자극하세요 세트당 양쪽 각각 10회

1 허리에 손을 얹고 다리를 어깨너비로 벌려 섭니다.

2 오른쪽 다리를 쭉 편 채 뒤쪽 45도 방향으로 자극을 느끼며 천천히 찹니다.

※ 10회 반복 후 반대쪽도 같은 방법으로 운동하세요.

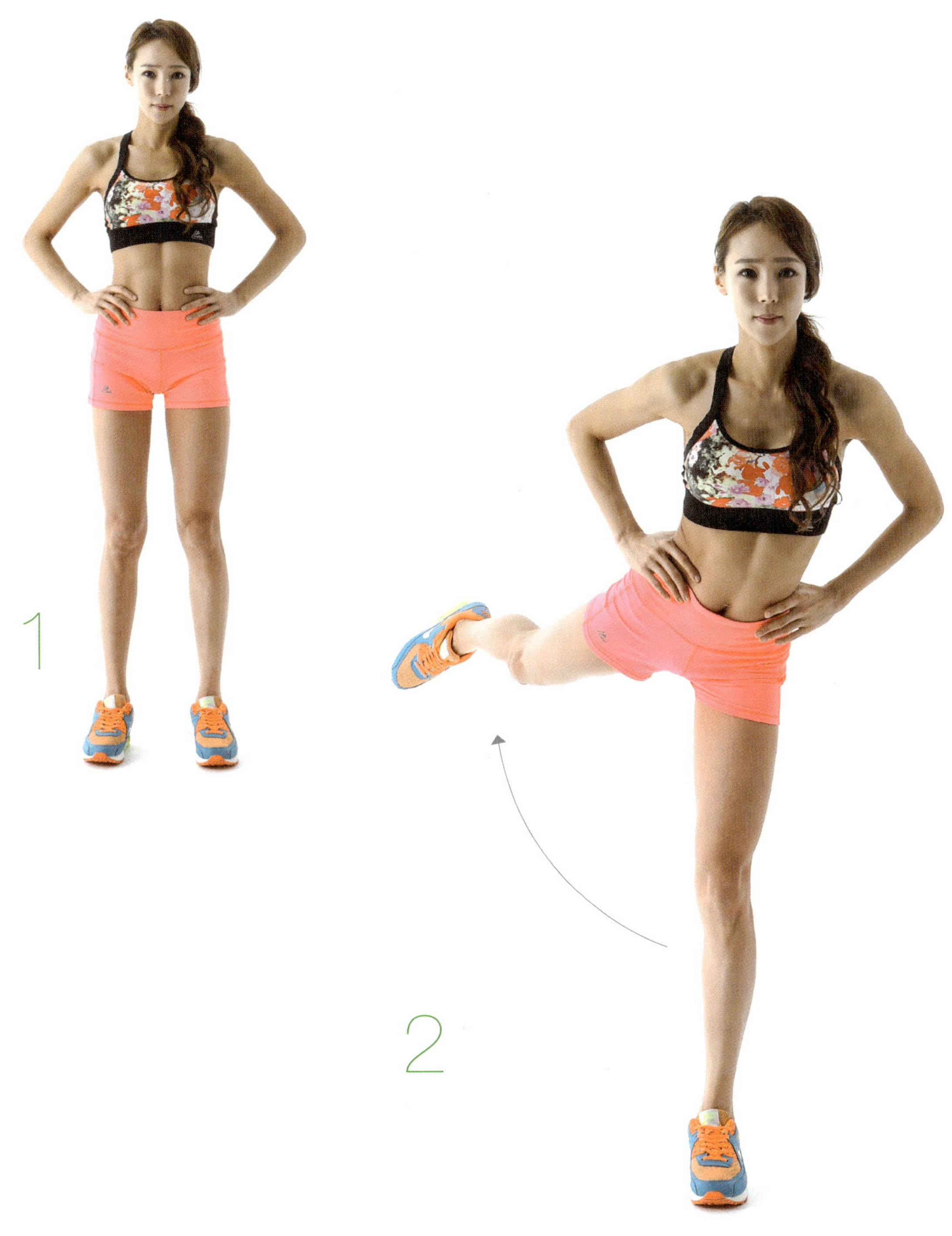

스탠딩 사이드 킥

이 운동으로 힙 옆 근육을 자극하세요 세트당 양쪽 10회

1 허리에 손을 얹고 다리를 어깨너비로 벌려 섭니다.

2 상체를 바르게 고정하고 다리를 쭉 편 채 옆으로 천천히 들어 올립니다.

※ 10회 반복 후 반대쪽도 같은 방법으로 운동하세요.

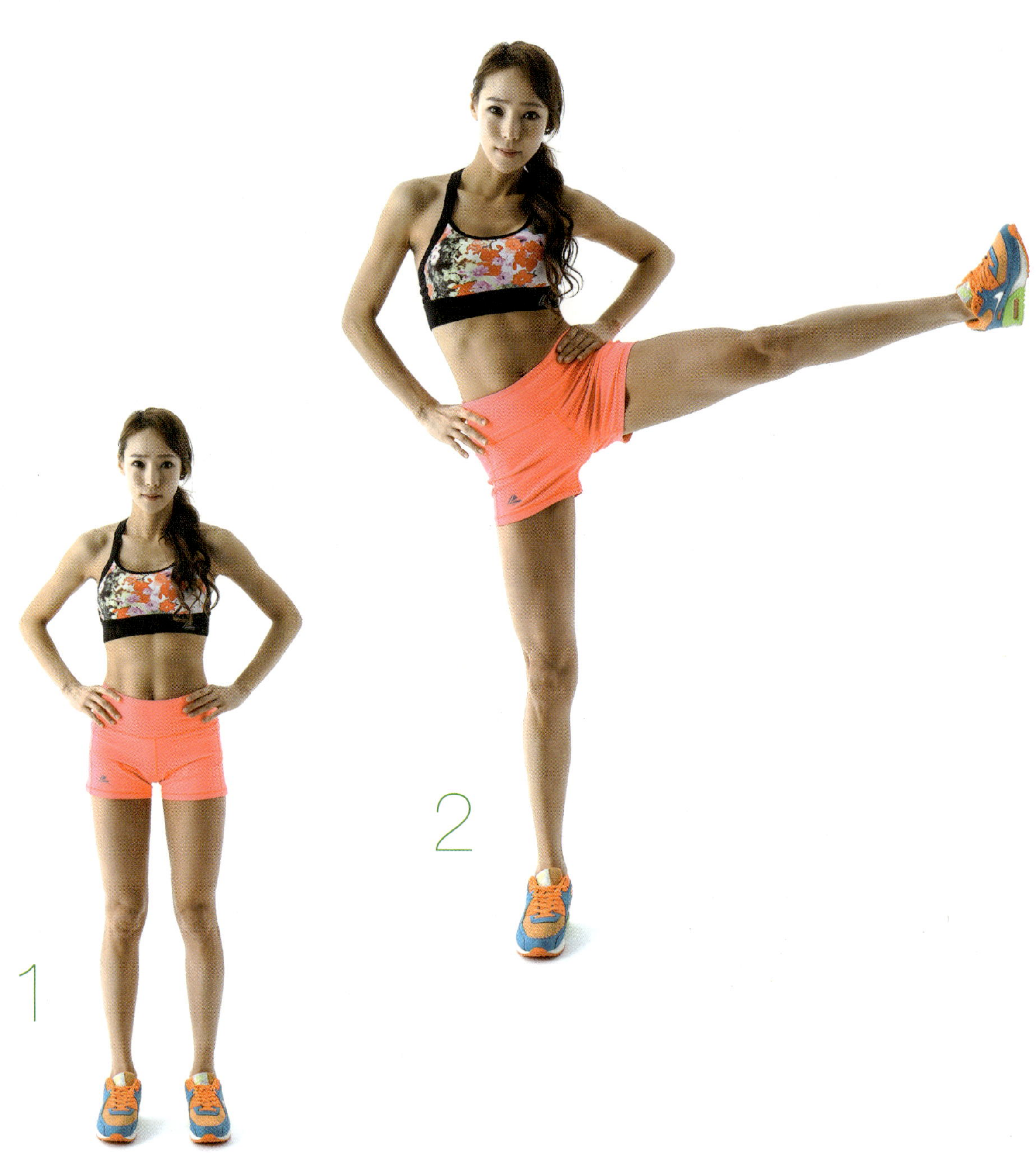

사이드 원 레그 리프트

이 운동으로 힙 양쪽과 허벅지 안쪽 근육을 자극하세요 세트당 양쪽 10회

1 옆으로 누워 오른쪽 팔꿈치로 상체를 지탱하고 왼손으로 중심을 잡습니다.

2 왼쪽 다리를 쭉 편 채 허벅지 안쪽과 힙에 자극을 느끼며 옆으로 천천히 끌어올립니다.

※ 10회 반복 후 반대쪽도 같은 방법으로 운동하세요.

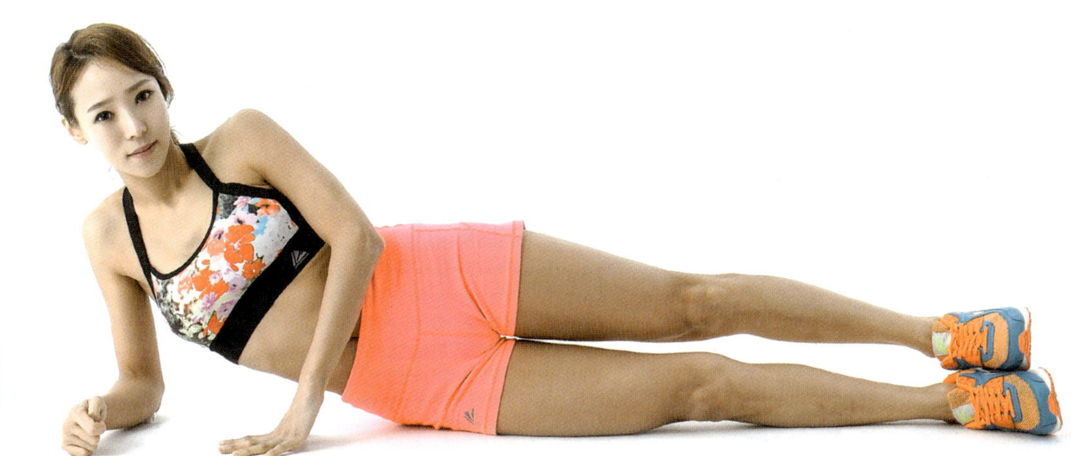

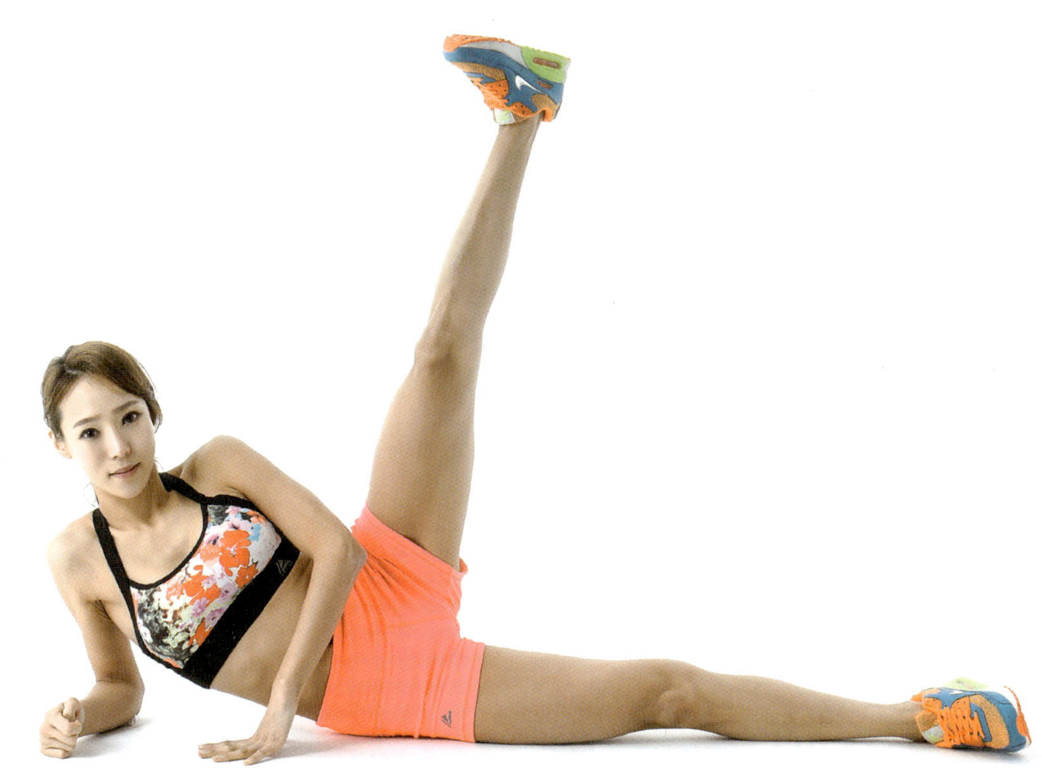

체스트 덩키 킥

이 운동으로 힙과 허벅지 뒤쪽 라인이 매끈해집니다 **세트당 양쪽 10회**

1

2

3

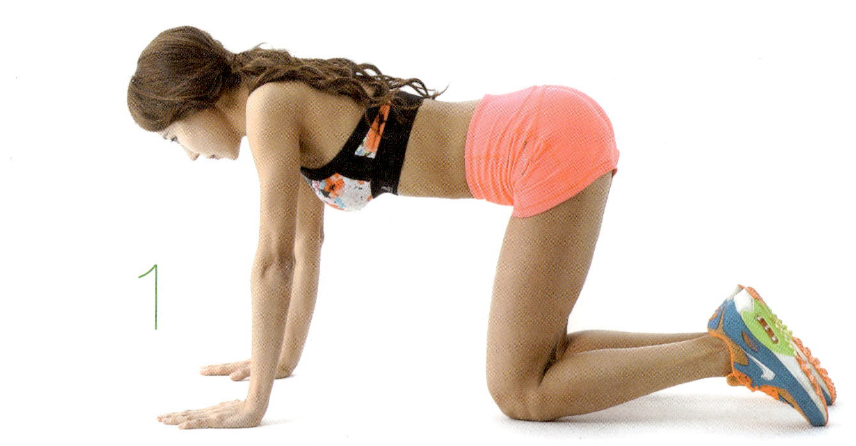

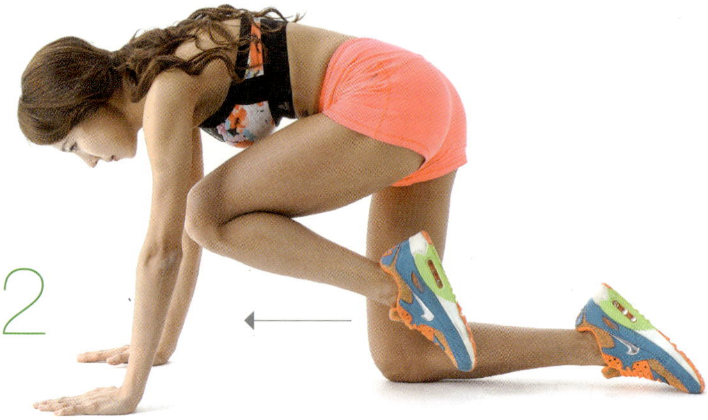

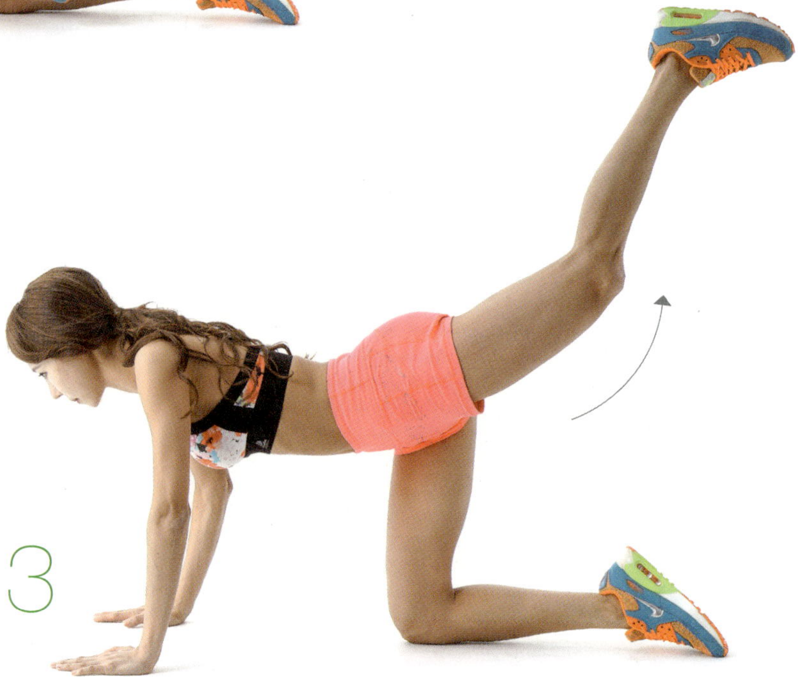

1 바닥에 무릎을 대고 엎드립니다. 무릎은 어깨너비로 벌립니다.

2 무릎을 가슴 쪽으로 당겼다가 천천히 자극을 느끼며 뒤로 뻗습니다.(1회)

4 다시 무릎을 가슴 쪽으로 끌어당겼다가 뒤로 뻗습니다.(2회)

※ 10회 반복 후 반대쪽도 같은 방법으로 운동하세요.

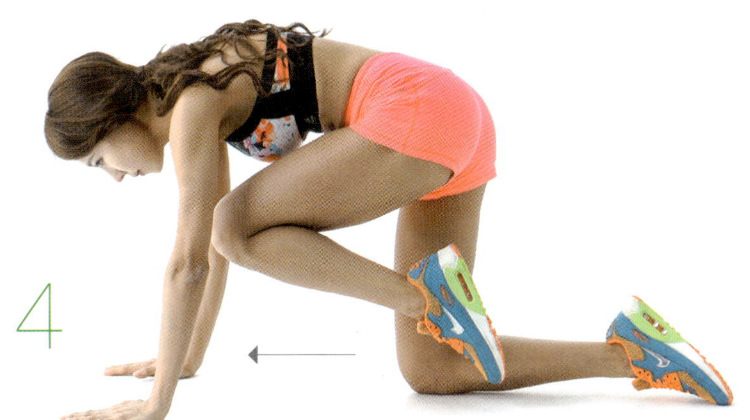

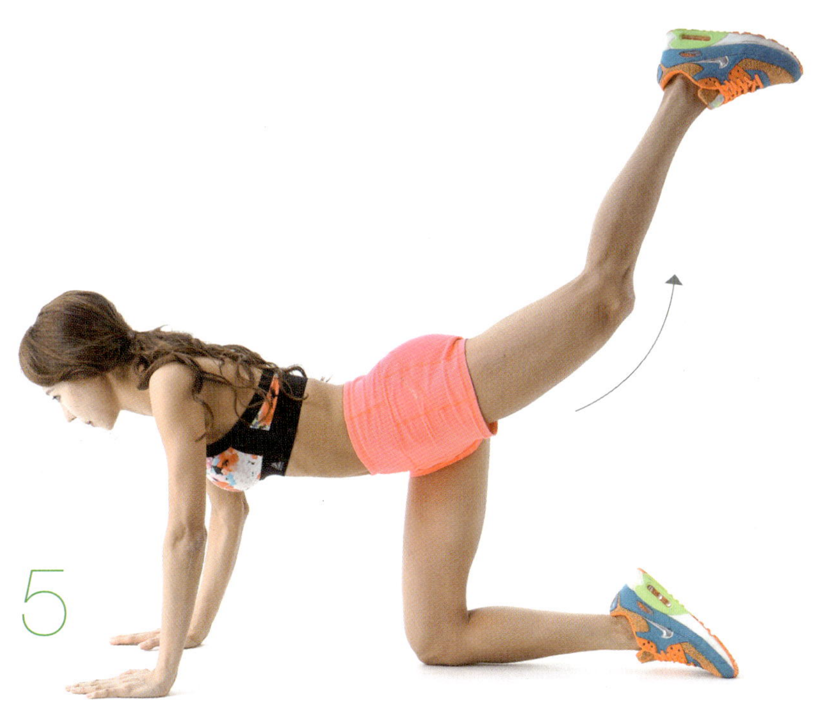

하이 덩키 킥

이 운동으로 힙과 허벅지 뒤쪽 라인이 매끈해집니다 세트당 양쪽 10회

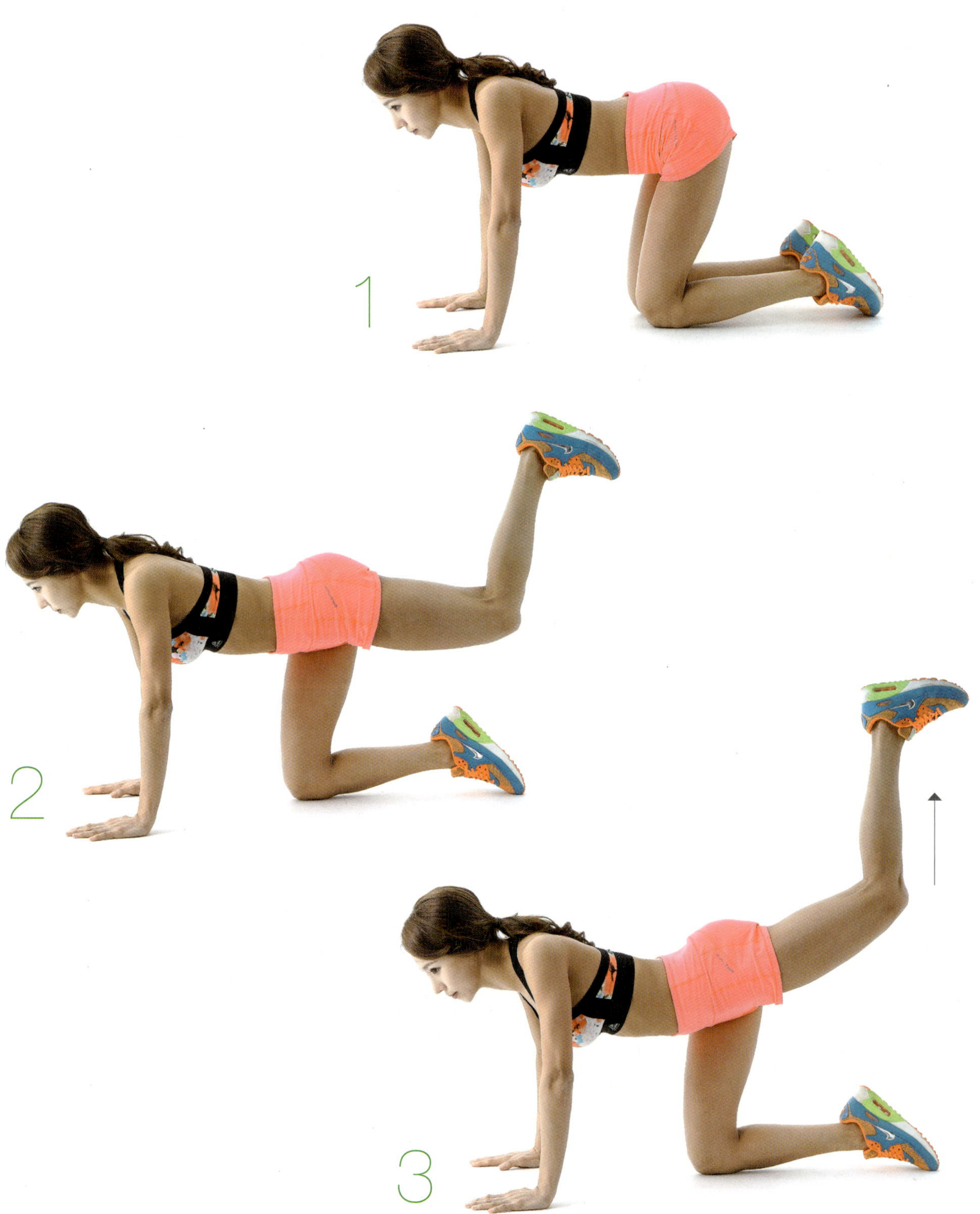

1 무릎을 대고 엎드립니다. 무릎은 어깨너비로 벌립니다.

2 무릎을 굽힌 채 다리를 뒤로 뻗어 직각을 유지합니다.

3 힙과 허벅지 근육의 긴장을 느끼며 위로 강하게 끌어올립니다. (1회)

4 다리를 직각으로 내렸다가 다시 강하게 끌어올립니다. (2회)

※ 10회 반복 후 반대쪽도 같은 방법으로 운동하세요.

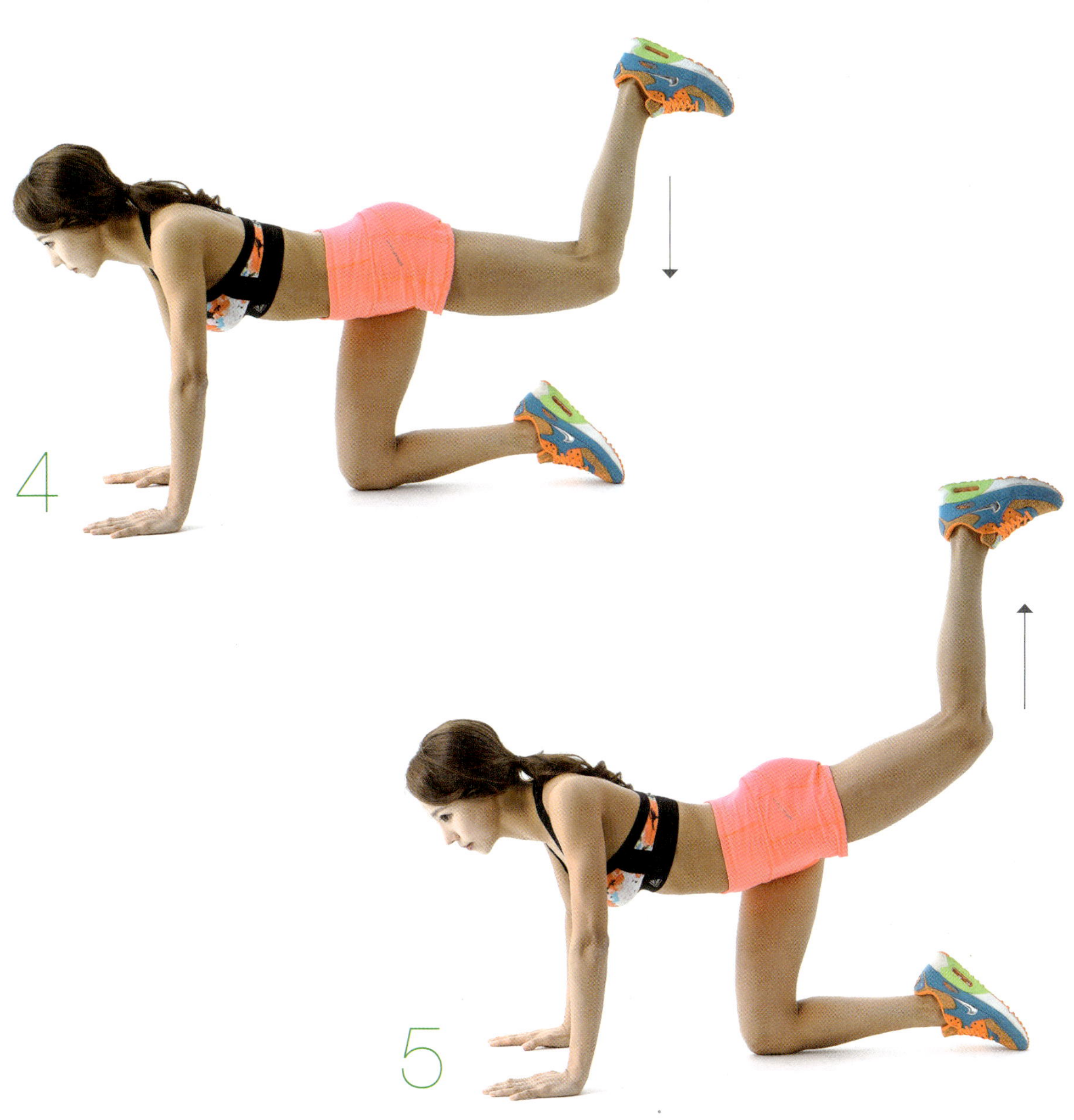

런지 Lv.1

이 운동으로 힙 뒤쪽과 허벅지 앞쪽이 매끈해집니다 세트당 양쪽 10회

1 다리를 앞뒤로 벌려 서서 양손을 앞쪽 다리에 얹습니다.

2 양손으로 다리를 짚고 천천히 양쪽 무릎을 직각으로 굽혔다 원자세로 돌아옵니다.

※ 10회 반복 후 반대쪽도 같은 방법으로 운동하세요.

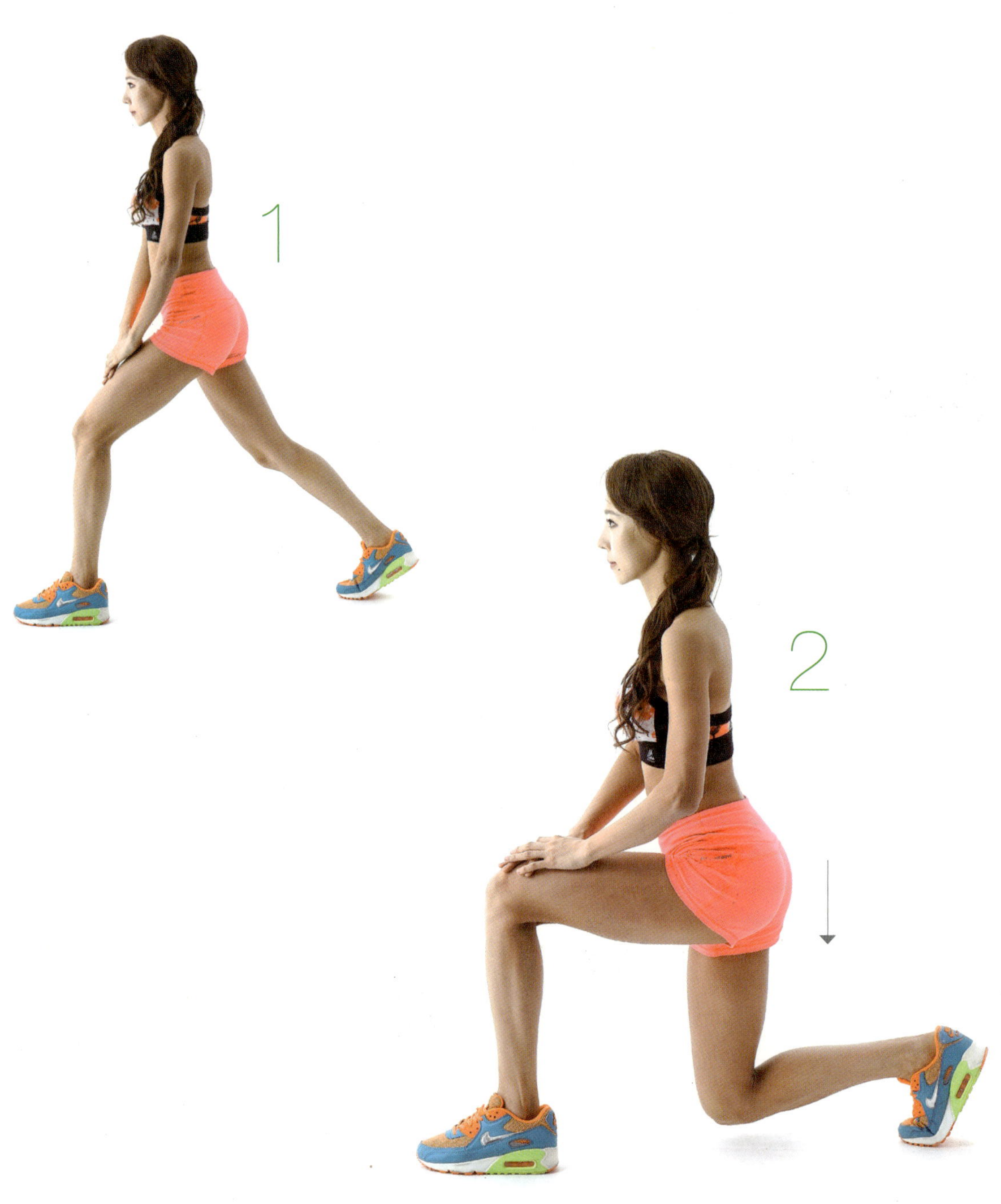

스쿼트 Lv.1

이 운동으로 힙은 탄력이 생기고 다리 라인이 매끈해집니다 세트당 10회

1 벽에서 30cm 떨어져 발을 어깨너비로 벌리고 선 뒤 등 전체를 벽에 붙입니다.

2 무릎을 직각이 될 때까지 천천히 굽힙니다.

3 다시 천천히 원래 자세로 돌아옵니다.

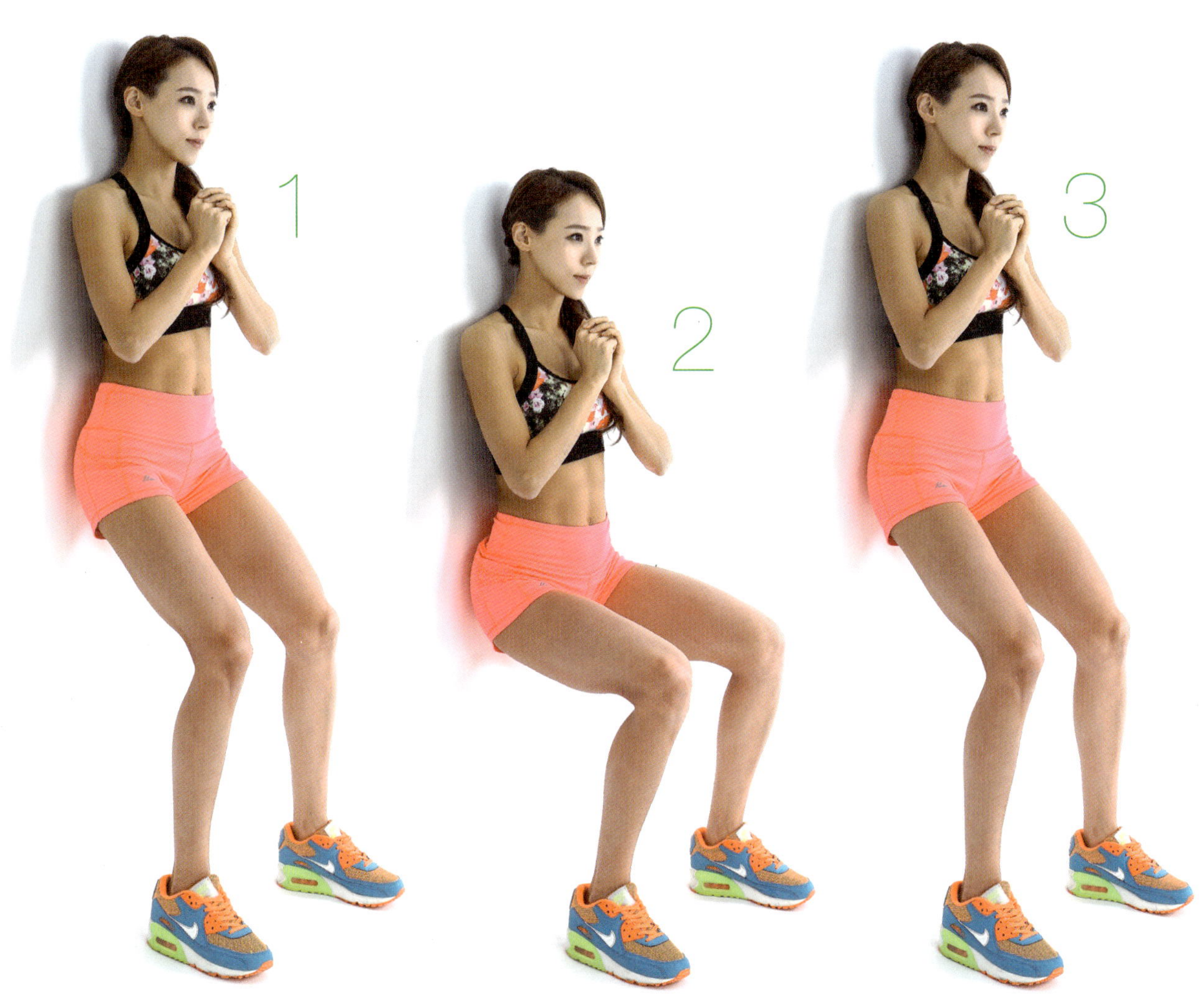

스쿼트 Lv.2

이 운동으로 힙은 탄력이 생기고 다리 라인이 매끈해집니다 **세트당 10회**

1 벽에서 30cm 떨어져 발을 어깨너비로 벌리고 선 뒤 힙을 벽에 붙입니다.

2 무릎을 직각이 될 때까지 천천히 굽힙니다.

3 다시 천천히 원래 자세로 돌아옵니다.

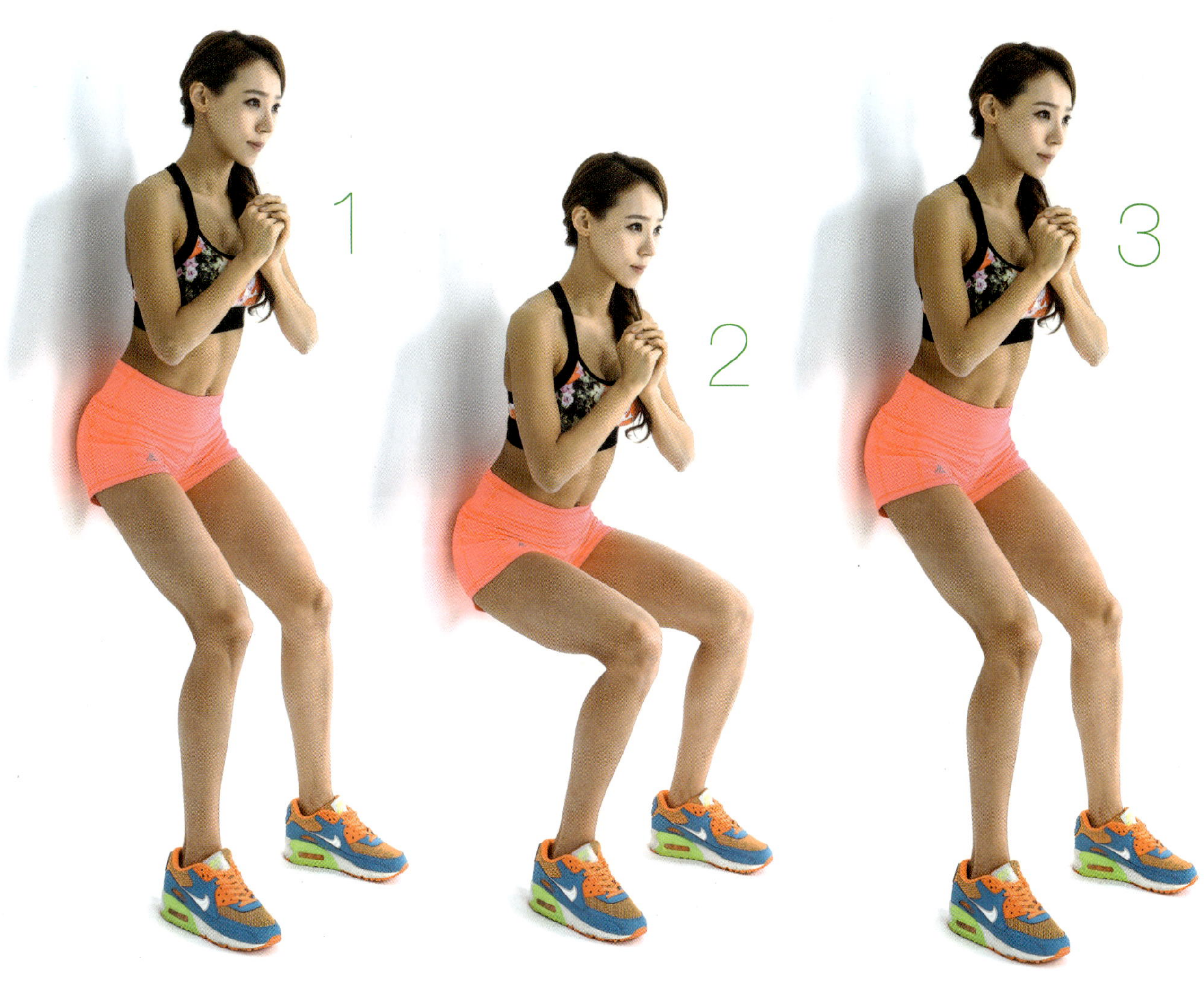

스쿼트 Lv.3

이 운동으로 힙은 탄력이 생기고 다리 라인이 매끈해집니다 **세트당 10회**

1 발을 어깨너비로 벌리고 섭니다.

2 힙을 뒤로 빼는 느낌으로 허리는 쭉 편 채 무릎이 직각이 될 때까지 천천히 굽힙니다.

3 다시 천천히 원래 자세로 돌아옵니다.

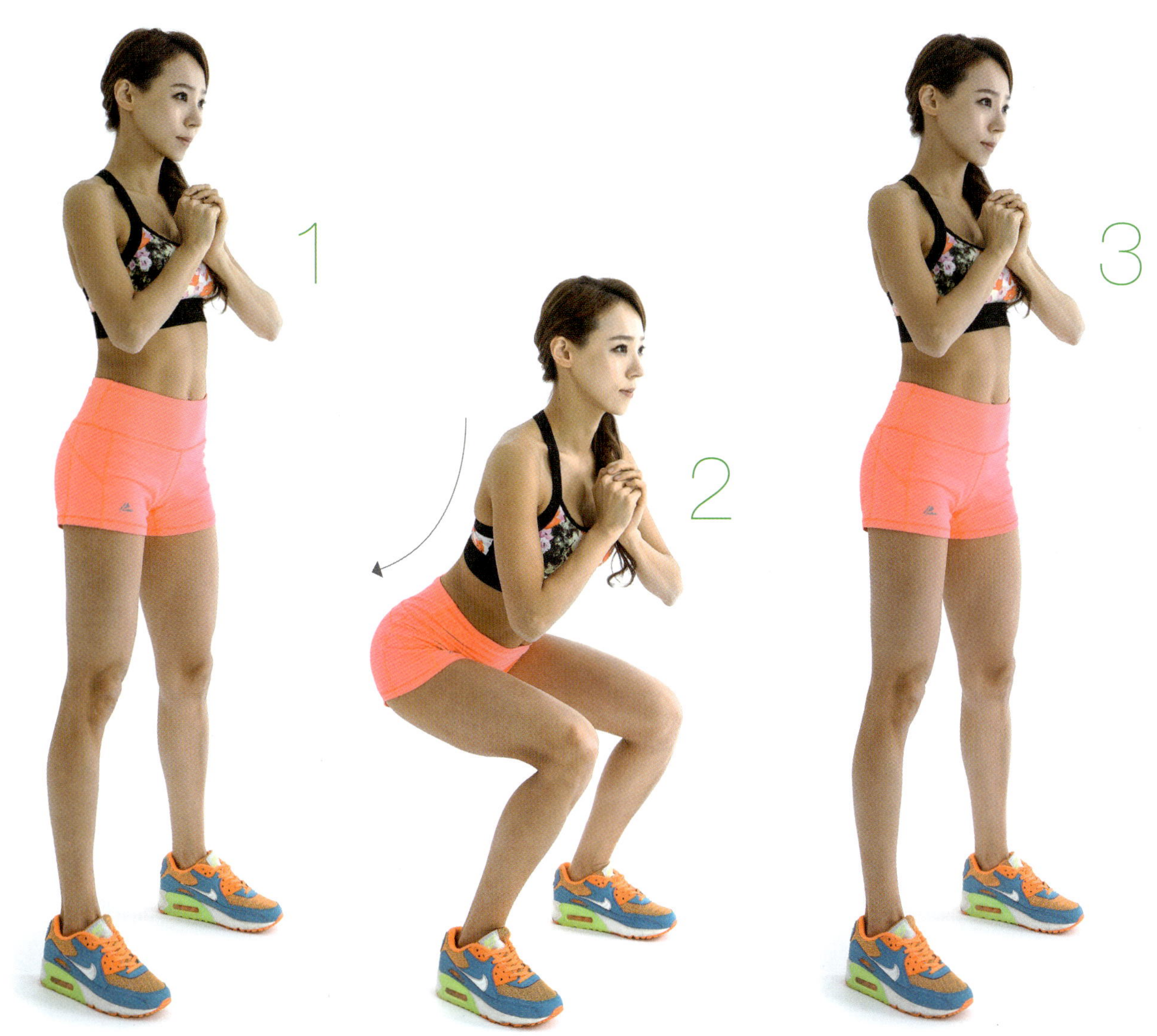

힙 브리지 Lv.1

이 운동으로 힙 전체에 탄력이 생기고 코어 근육이 강화됩니다 세트당 10회

1 바닥에 등을 대고 누워 발을 어깨너비로 벌리고 무릎을 세웁니다.

2 힙 근육에 힘을 주며 힙을 들어올려 몸을 일직선으로 만들어 3~5초간 유지합니다.

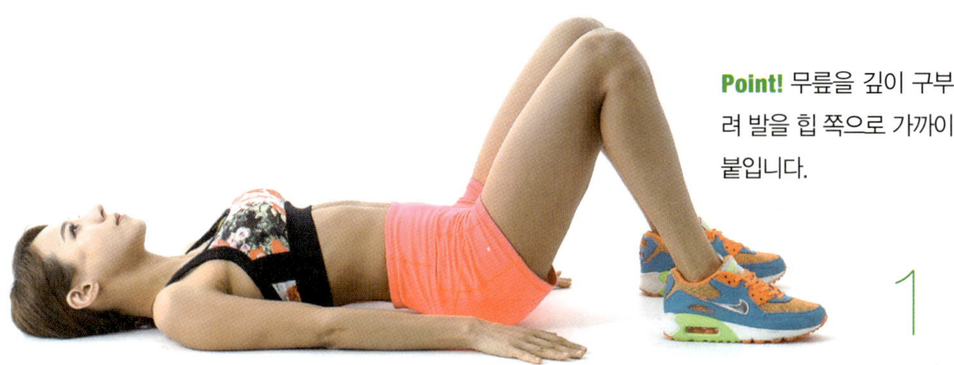

Point! 무릎을 깊이 구부려 발을 힙 쪽으로 가까이 붙입니다.

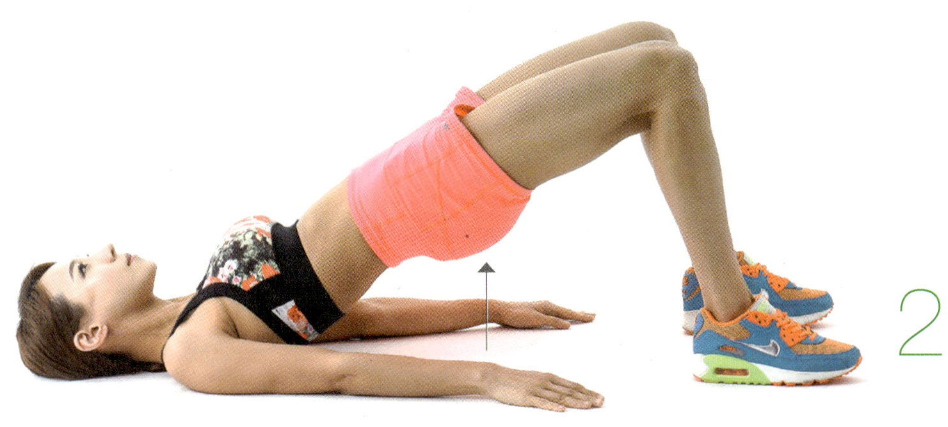

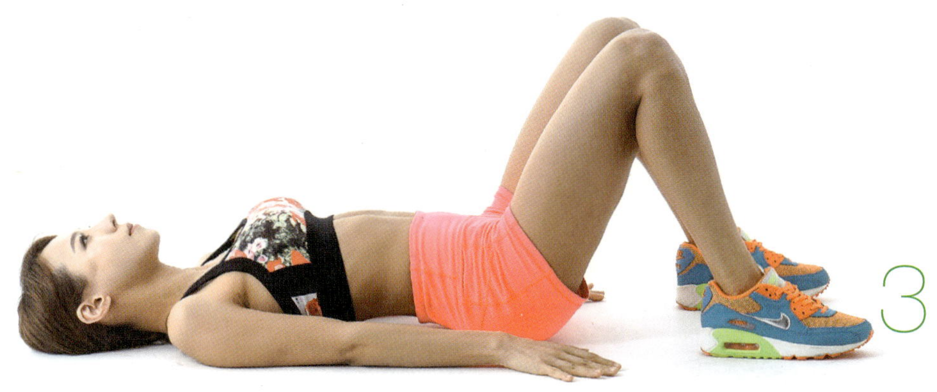

슈퍼맨

이 운동으로 등 군살은 사라지고 힙 전체 근육에 탄력이 생깁니다 `세트당 10회`

1 바닥에 엎드려 양팔을 위로 쭉 뻗습니다.

2 양팔과 두 발을 동시에 힘껏 들어 올려 3~5초간 유지합니다.

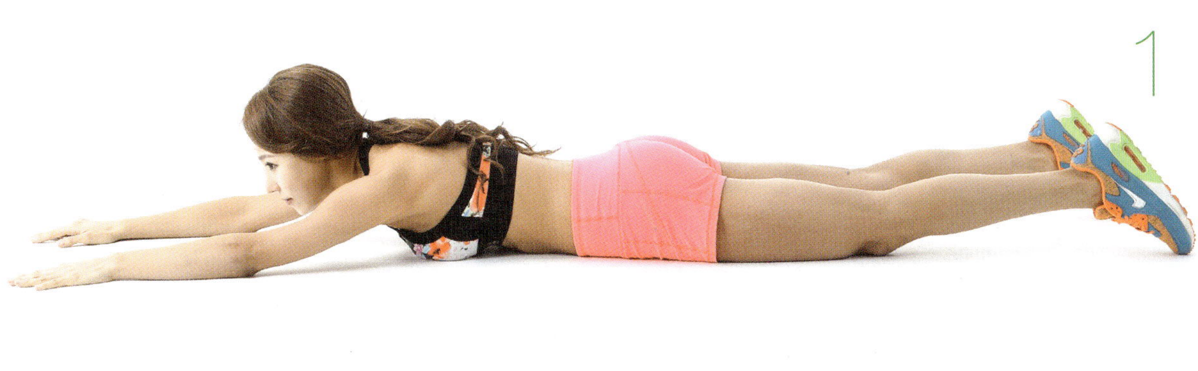

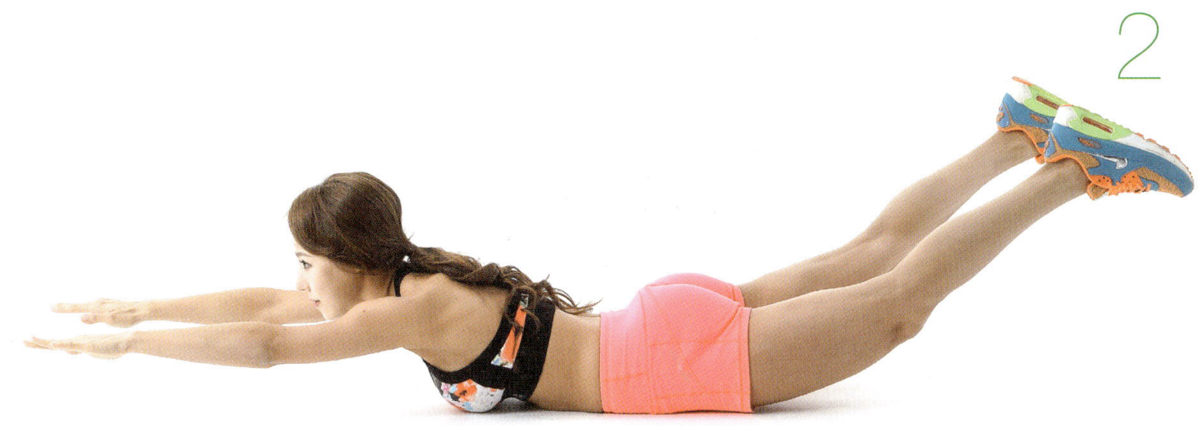

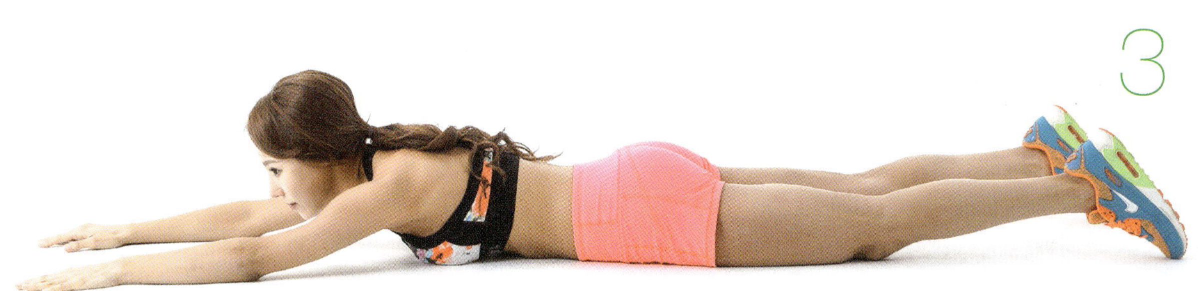

트위스트 킥

이 운동으로 코어부터 힙 전체 근육이 강화됩니다 **세트당 양쪽 10회**

1 무릎을 바닥에 대고 엎드립니다. 무릎을 어깨너비로 벌립니다.

2 다리를 쭉 펴서 힙 근육에 자극이 느껴질 만큼 뻗어 올립니다.

3 45도 바깥으로 다리를 뻗어 발끝으로 바닥을 찍습니다.

4 다시 다리를 뒤로 차 올렸다가 반대쪽 45도로 발을 뻗어 발끝으로 바닥을 찍습니다. (1회)

※ 10회 반복 후 반대쪽도 같은 방법으로 운동하세요.

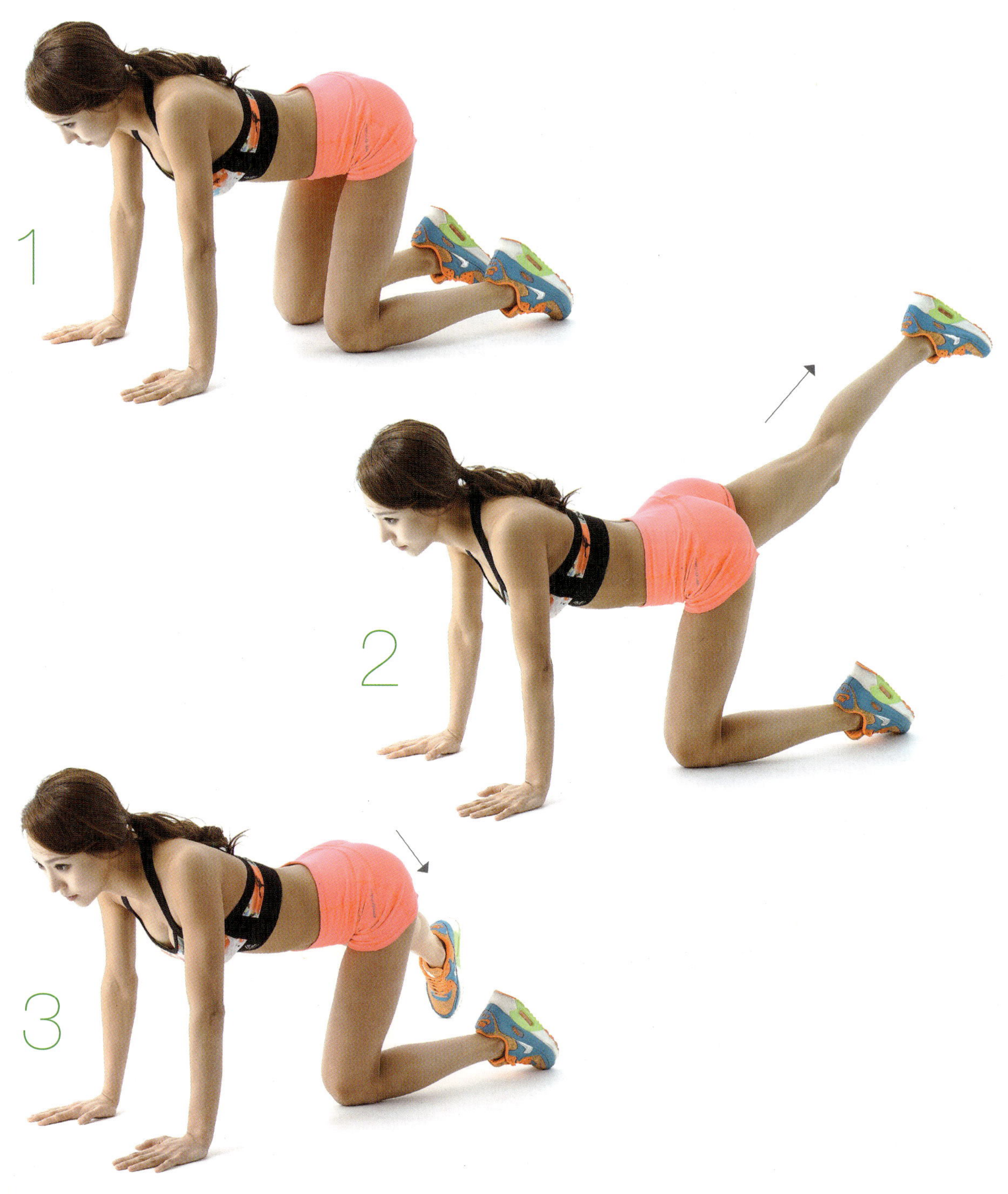

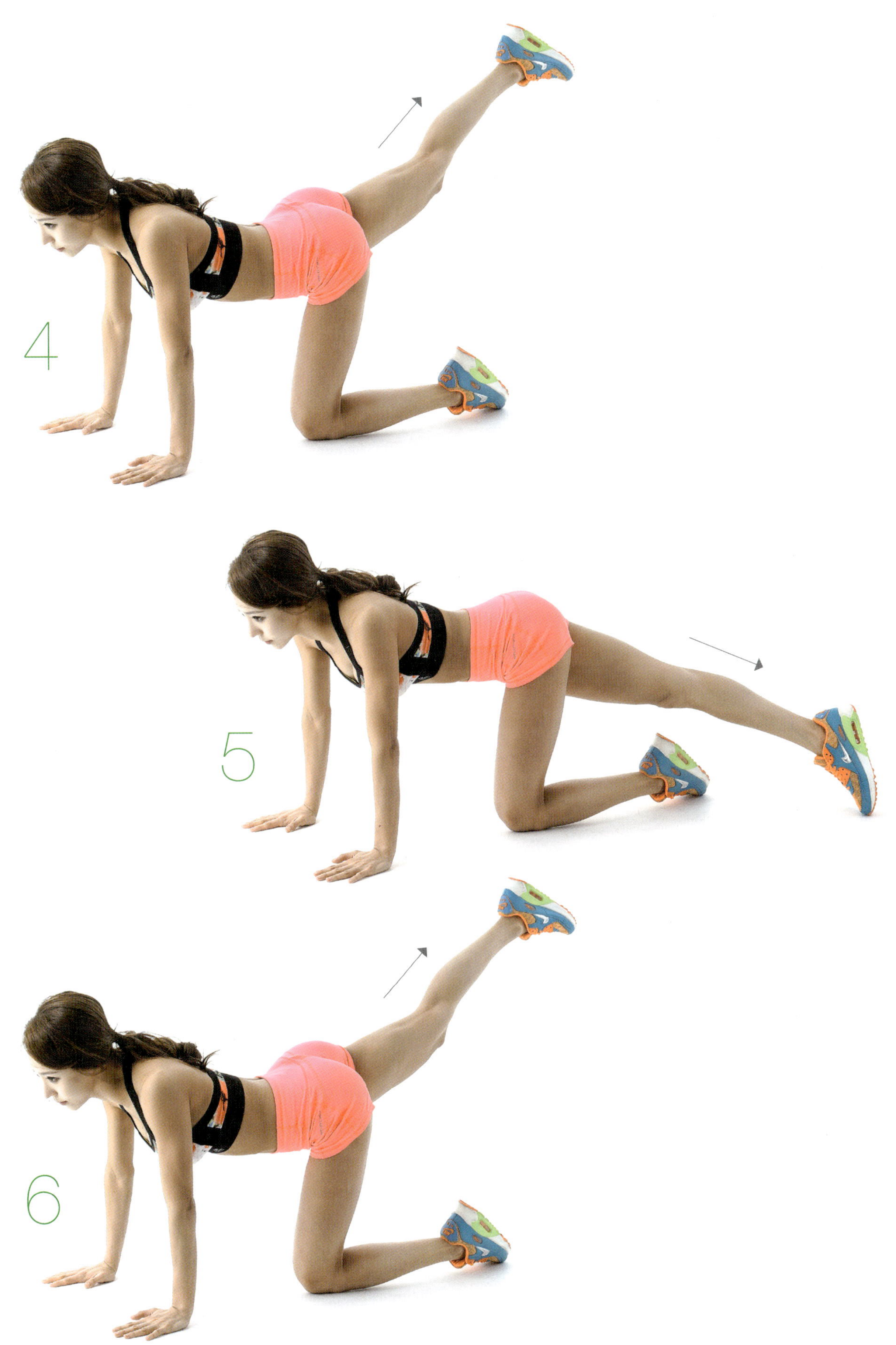
4
5
6

DAY 7

1ST WEEK

골반 스트레칭

이 운동으로 한 주간 긴장한 골반을 이완시켜주세요

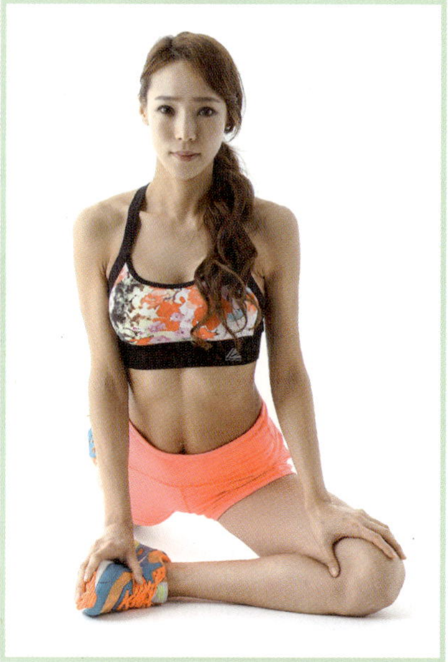

Front

1

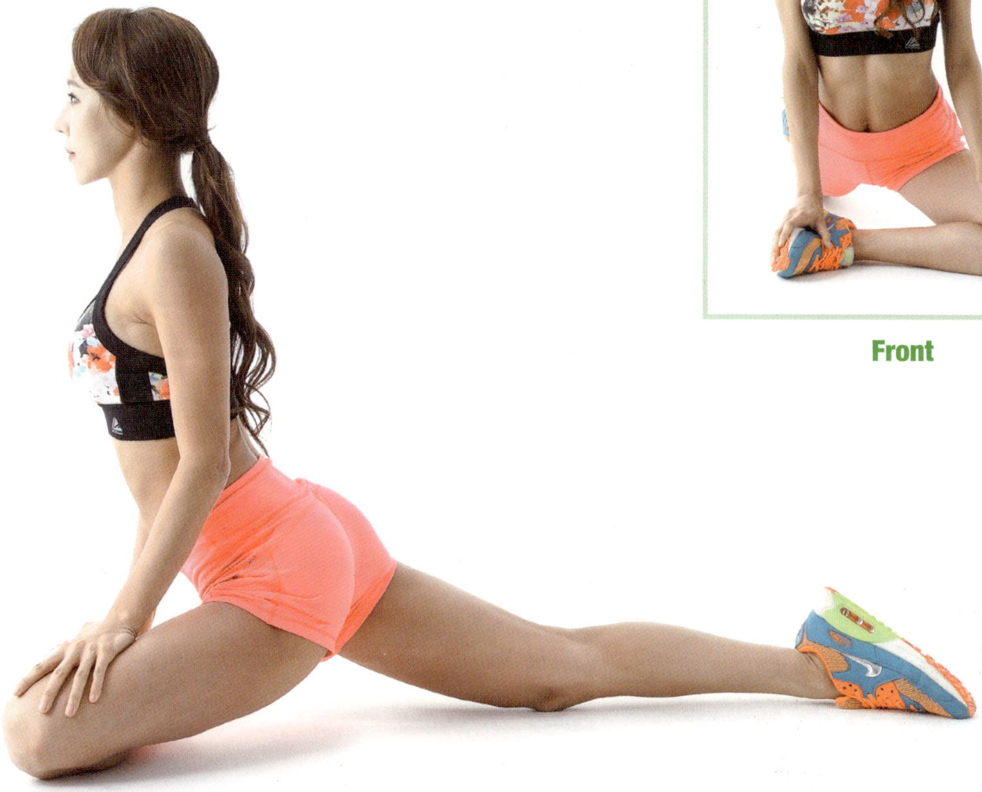

1 한쪽 다리는 양반다리를 하듯 앞으로, 한쪽 다리는 뒤로 쭉 뻗습니다. (10초 유지)

2 상체를 곧게 편 채 허리를 누른다는 느낌으로 천천히 몸을 숙입니다.

3 목을 굽혀 등부터 힙까지 근육을 최대한 늘려주세요. (10초 유지)

　※ 반대쪽도 같은 방법으로 스트레칭하세요.

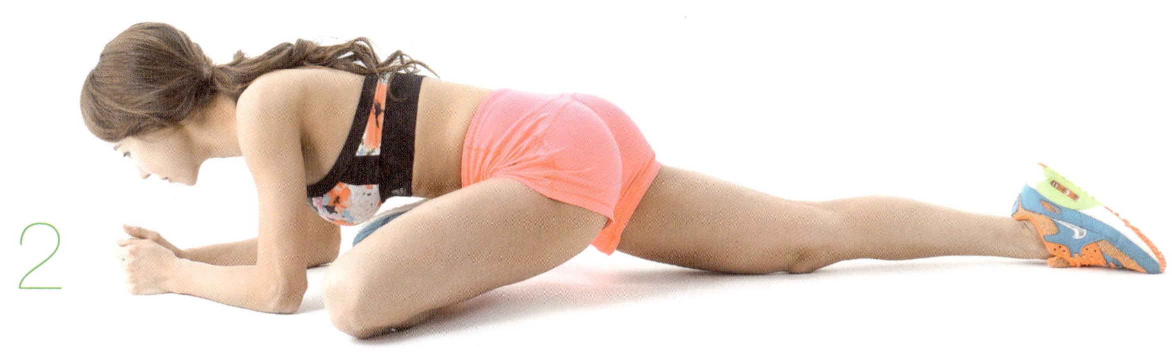

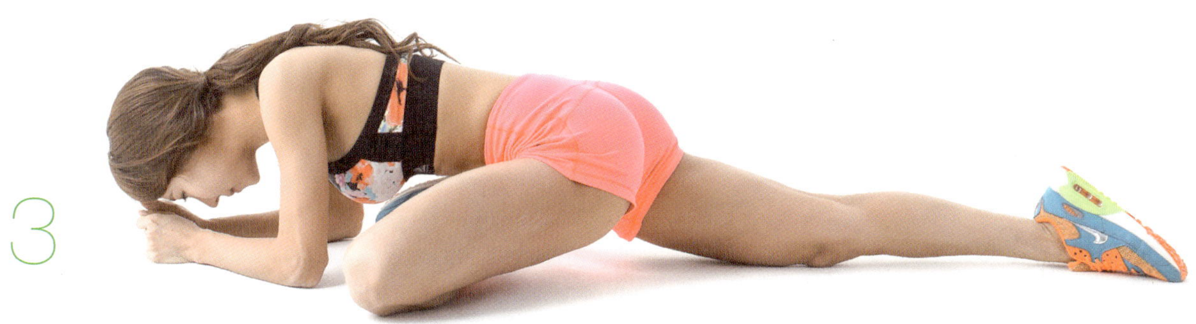

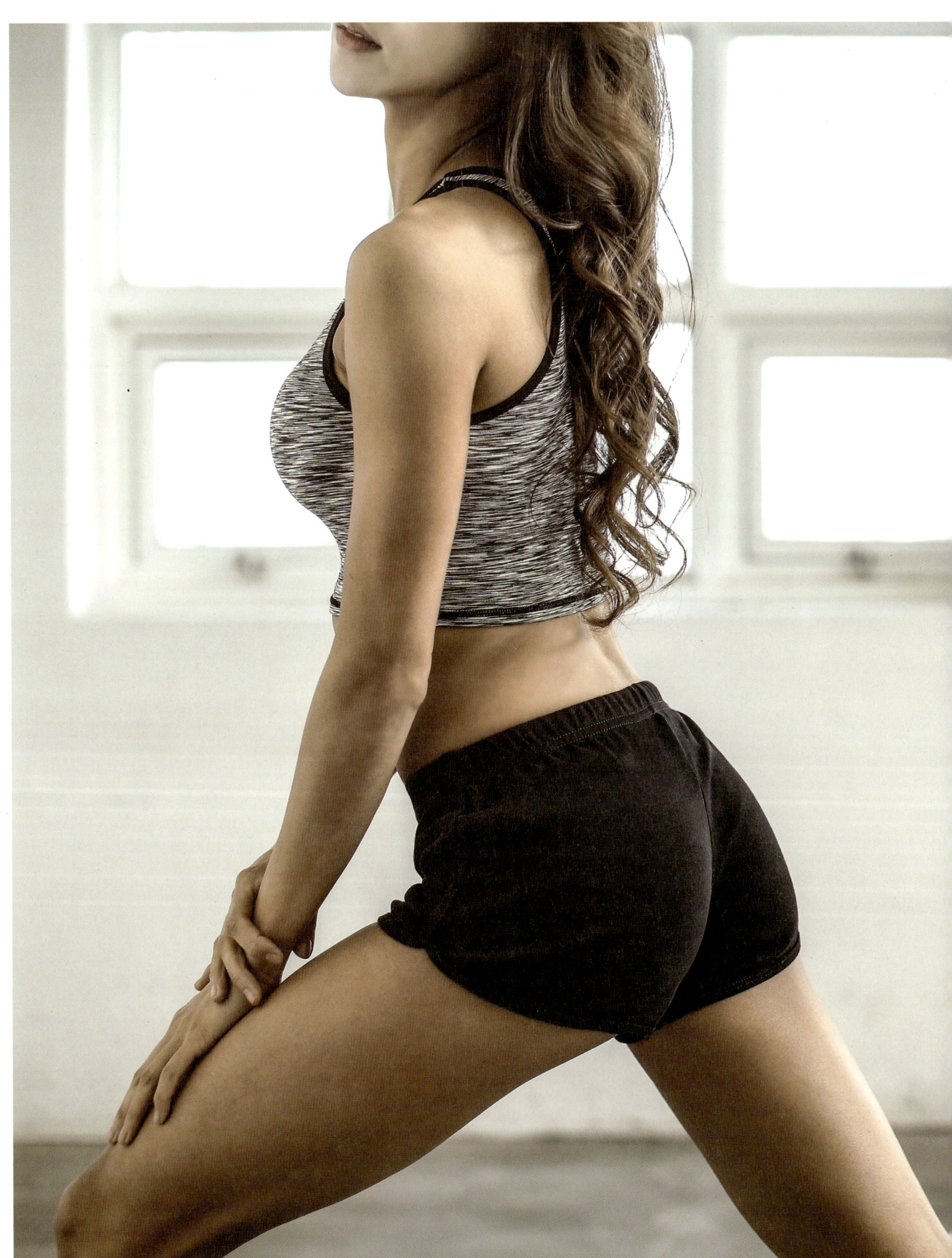

2nd Week

탄력을 발견하는 시간

1주차에 애플힙 운동을 위한 기초 체력을 만들었다면, 2주차부터는 본격 애플힙 근육을 강화하는 운동이 시작됩니다. 힙을 중심으로 허벅지, 옆구리 등의 근육을 단련시키는 난이도 높은 동작들로 이뤄져 있어요. 지금은 몸의 지방이 완전히 제거되지 않은 상태일 거예요. 이때 근육이 커지고 단단해지면 일시적으로 허벅지나 힙에 살이 더 붙은 것 같은 기분이 들 수도 있어요. 하지만 지방 속에서 근육이 차오르고 있는, 아주 순간적인 현상이니 걱정 말고 힙 근육에 집중해보아요. 3~5세트 운동하세요.

와이드 스쿼트

이 운동으로 힙 바깥쪽과 허벅지 안쪽에 탄력이 붙습니다 세트당 13회

1 발을 어깨너비 2배로 벌리고 섭니다.

2 힙을 뒤로 빼는 느낌으로 무릎이 직각이 될 때까지 천천히 굽혔다가 원자세로 돌아옵니다.

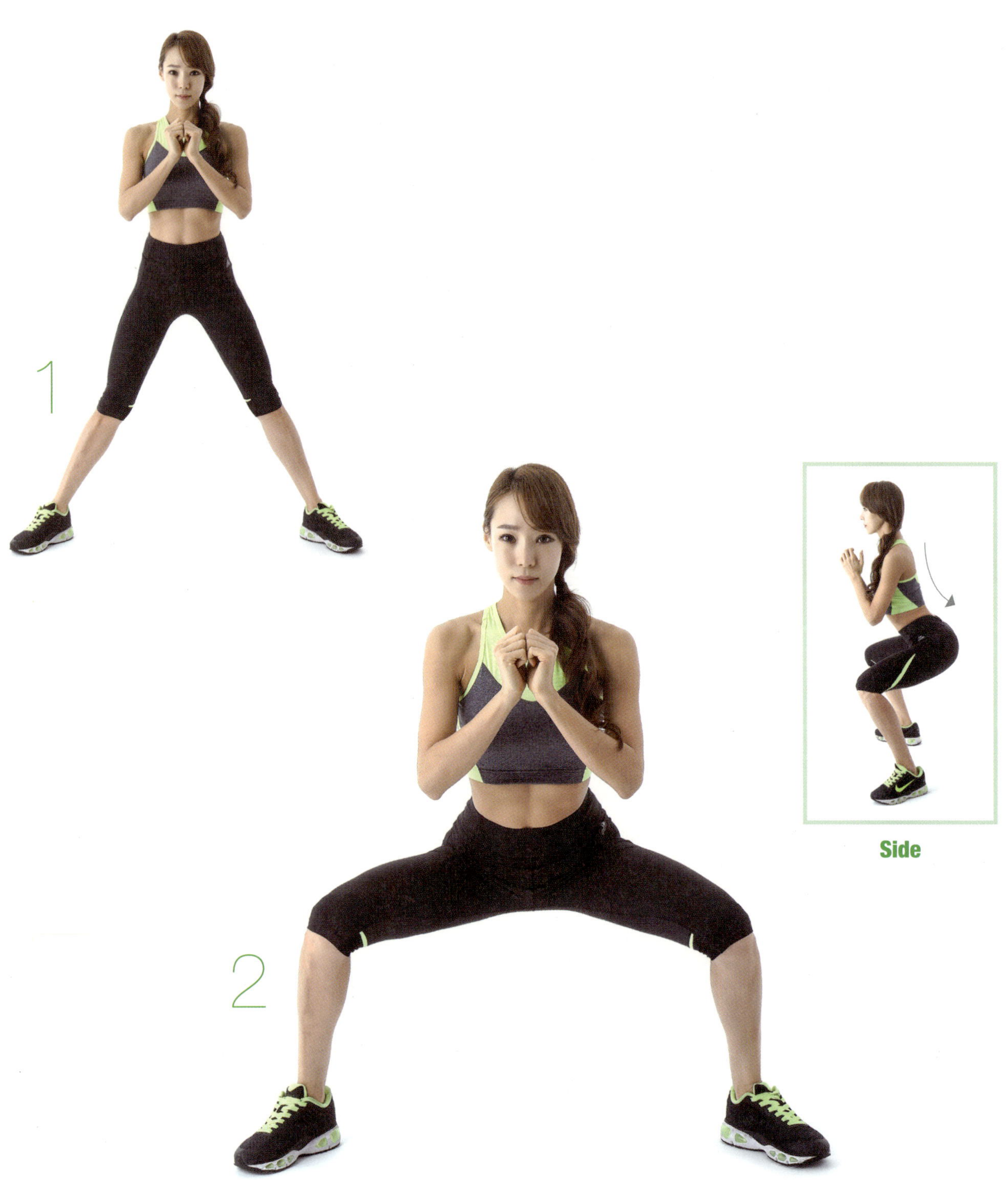

사이드 스쿼트

이 운동으로 힙과 허벅지에 탄력이 생깁니다 **세트당 13회**

1 양 발을 어깨너비 2배로 벌리고 섭니다.

2 힙을 뒤로 빼면서 왼쪽 무릎은 90도로 굽히고 오른쪽 발은 옆으로 뻗습니다.

3 원자세로 돌아왔다가 반대쪽 운동을 합니다.(1회)

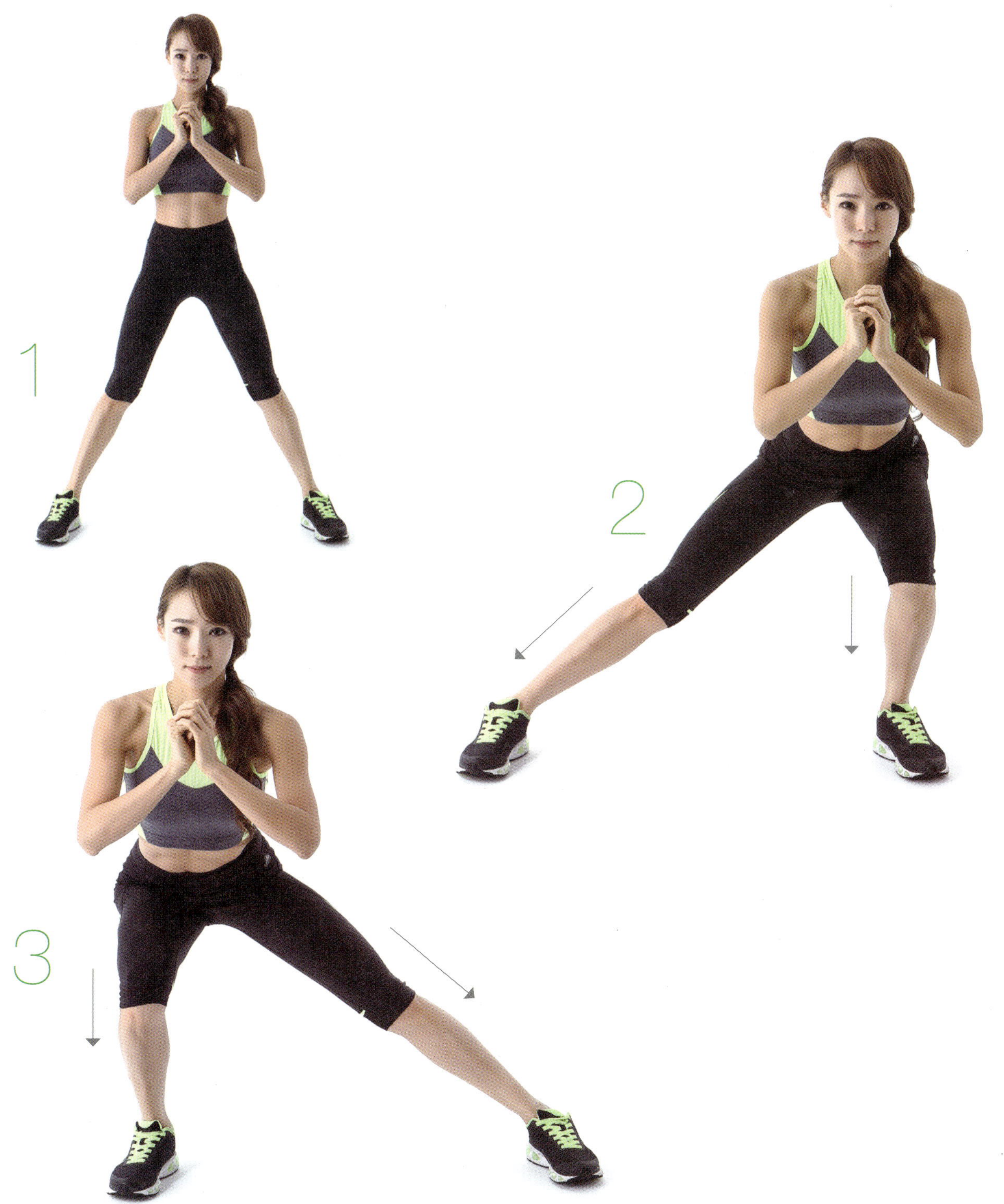

런지 Lv.2

이 운동으로 힙 뒤쪽과 허벅지 앞쪽이 매끈해집니다 세트당 양쪽 13회

1 다리를 앞뒤로 벌려 서고, 양손은 허리에 얹습니다.

2 허리를 곧게 세운 채 천천히 양쪽 무릎을 직각으로 굽혔다가 원자세로 돌아옵니다.

※ 13회 반복 후 반대쪽도 같은 방법으로 운동하세요.

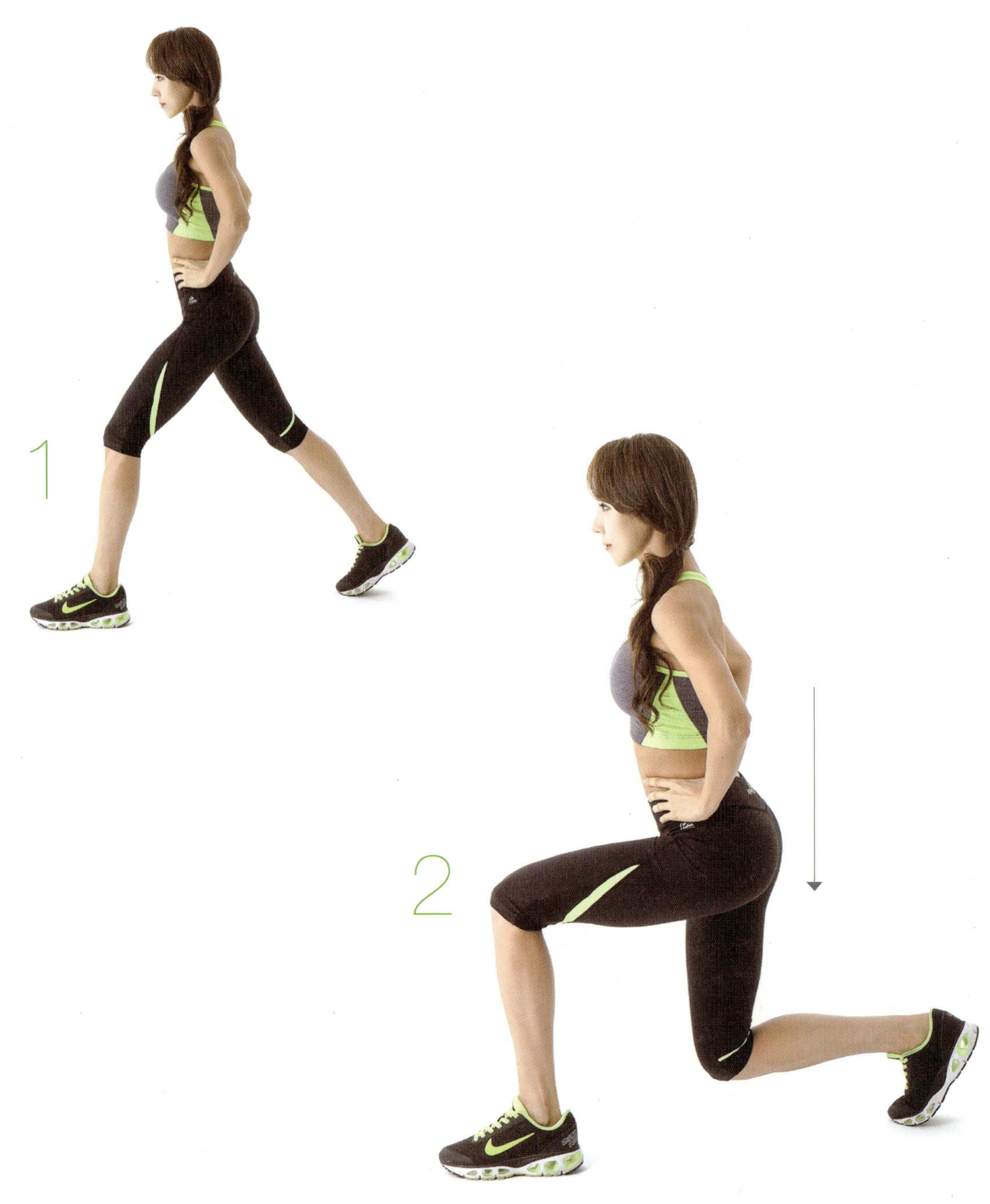

힙 브리지 Lv.2

이 운동으로 힙 전체와 허벅지 옆 라인이 매끈해집니다 세트당 13회

1 바닥에 누워 무릎을 굽히고 발을 어깨너비보다 넓게 벌립니다.

2 힙을 위로 들어 몸을 일자로 만들어 3~5초 유지합니다.

3 다시 천천히 원래 자세로 돌아갑니다.

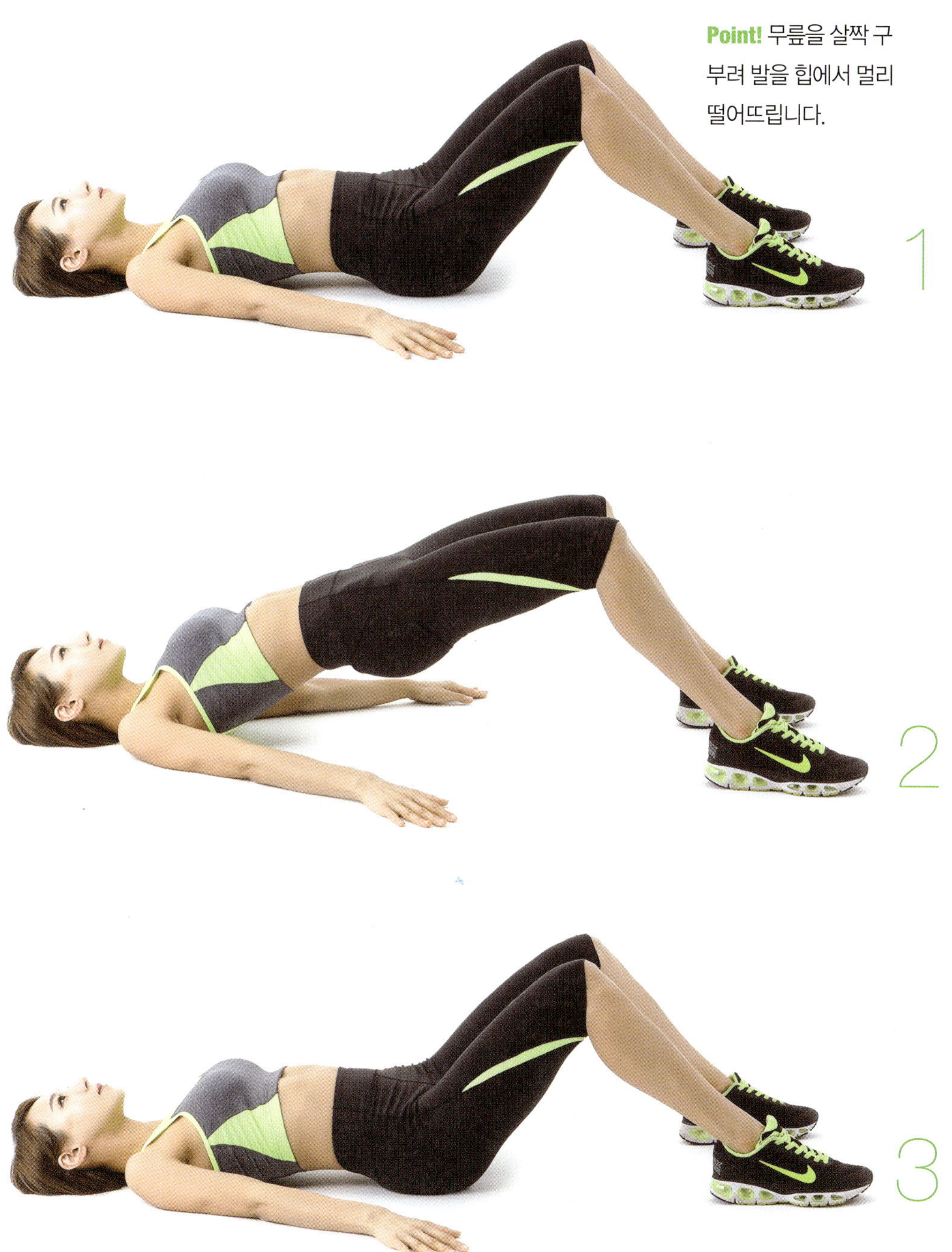

풀 스쿼트

이 운동으로 힙이 특히 탄탄해집니다 **세트당 13회**

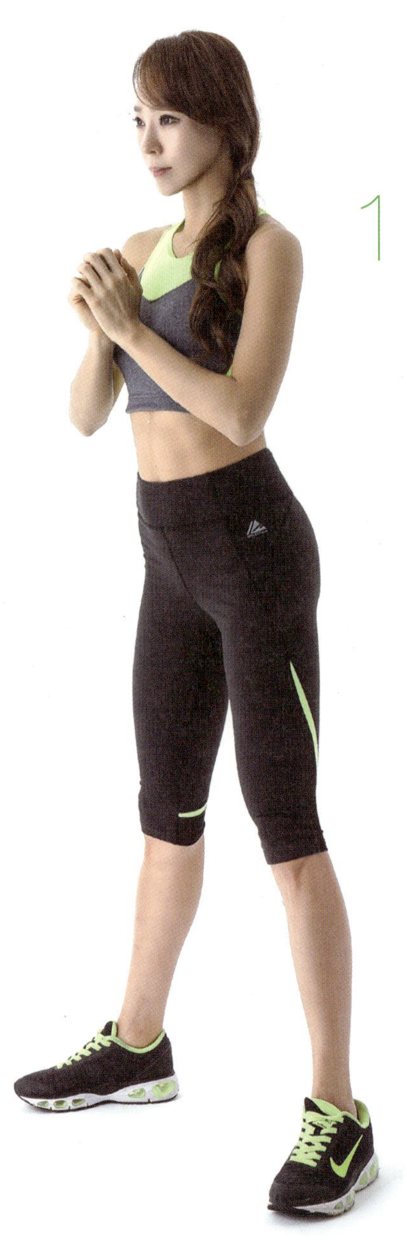

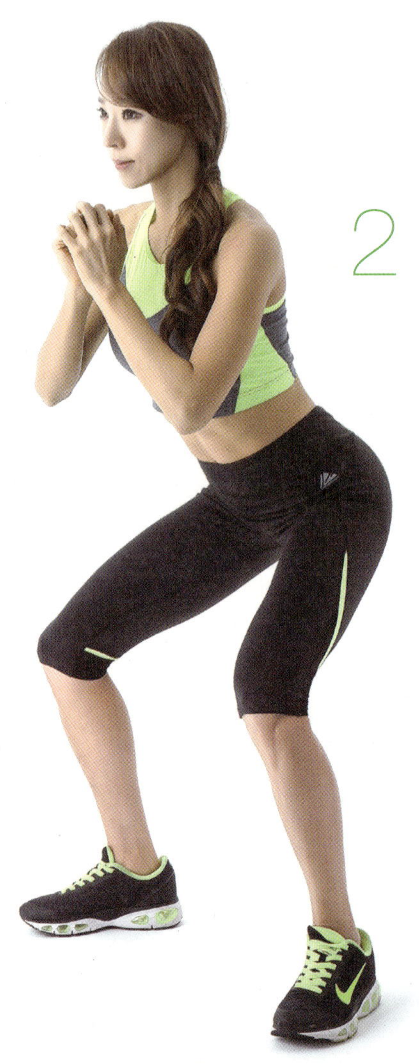

1 다리를 어깨너비보다 10cm 넓게 벌리고 발끝이 바깥쪽을 향하게 팔자로 섭니다.

2 힙을 뒤로 빼는 느낌으로 자세를 낮춥니다.

3 무릎이 45도가 될 때까지 깊이 내려갔다가 원자세로 돌아옵니다.

Point! 무릎을 발끝이 모두
바깥쪽을 향하도록 하세요.

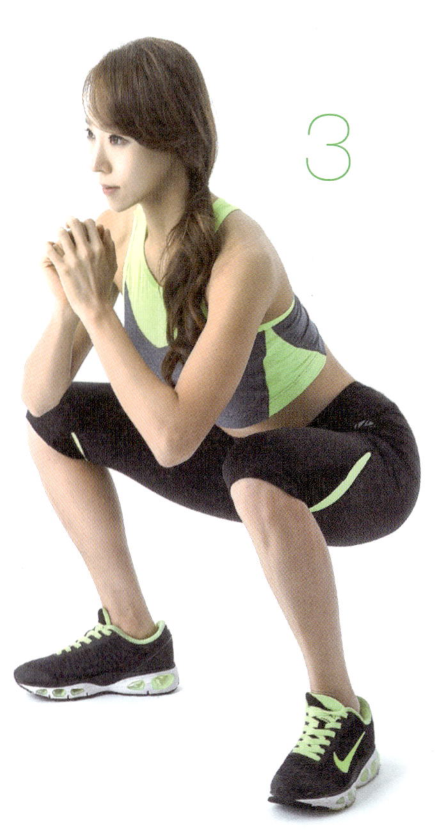

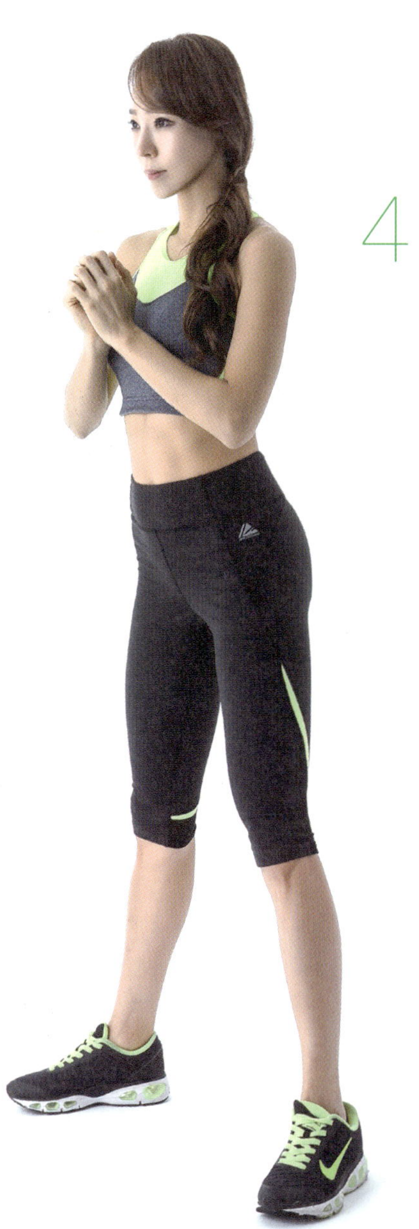

힙 크로스 무브먼트

이 운동으로 힙과 허벅지 근육이 단단해집니다 세트당 양쪽 13회

1 바닥에 엎드려 무릎을 어깨너비로 벌린 후
   왼쪽 다리를 바깥쪽 45도 방향으로 뻗어 공중에 띄웁니다.

2 다리를 뒤로 최대한 들어올립니다.

3 다리를 오른쪽 45도 방향으로 넘깁니다.

4 다시 다리를 위로 최대한 들어올렸다가 1번 자세로 돌아옵니다.

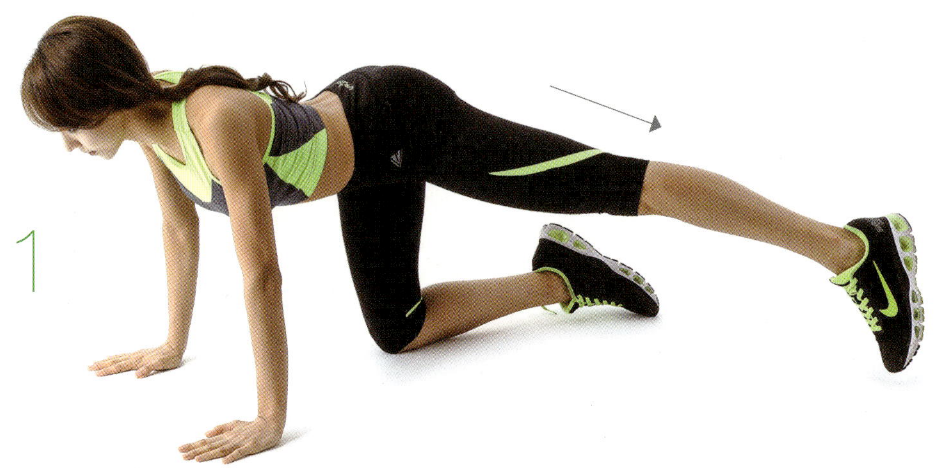

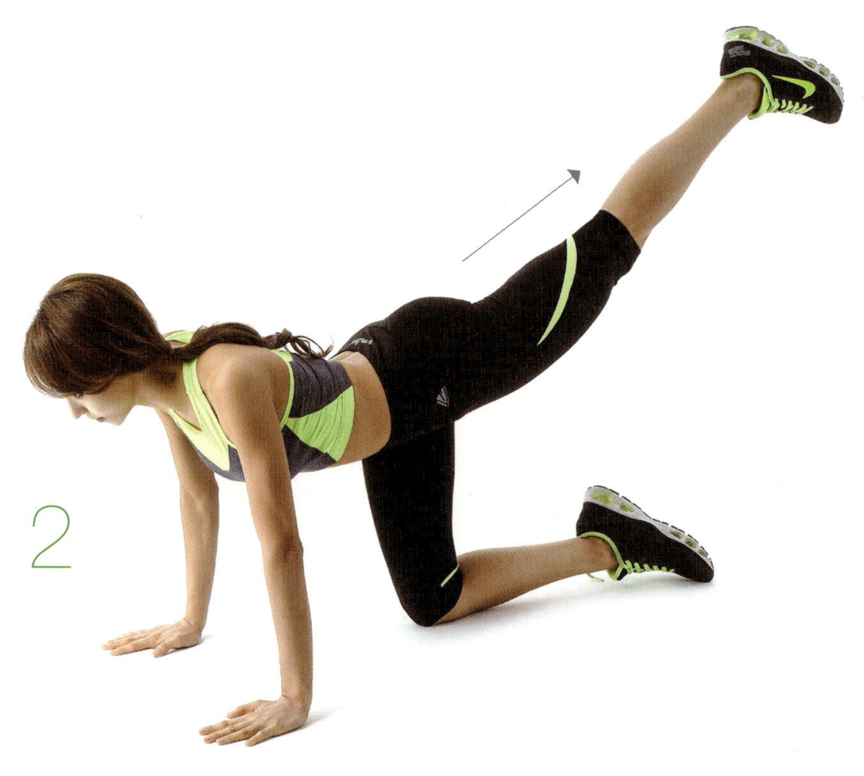

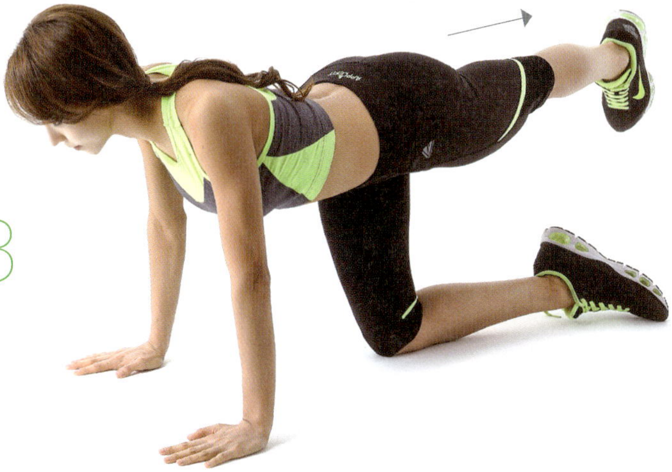

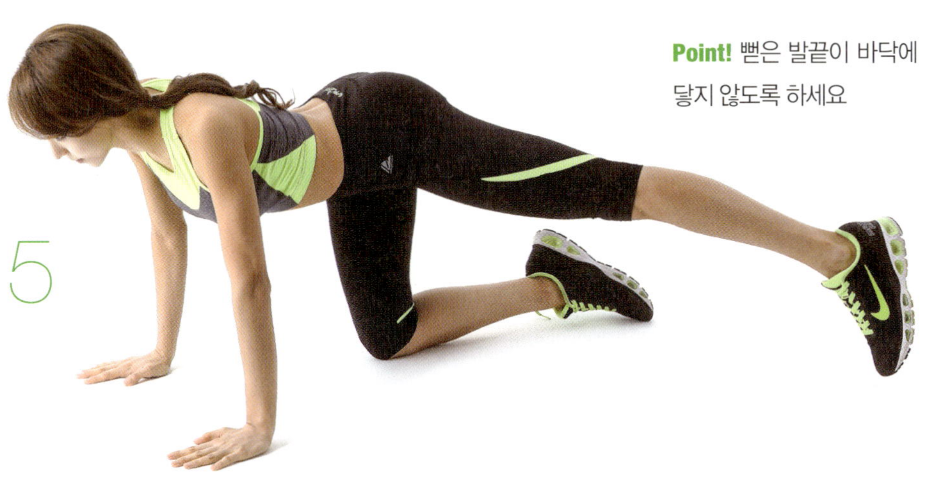

3
4 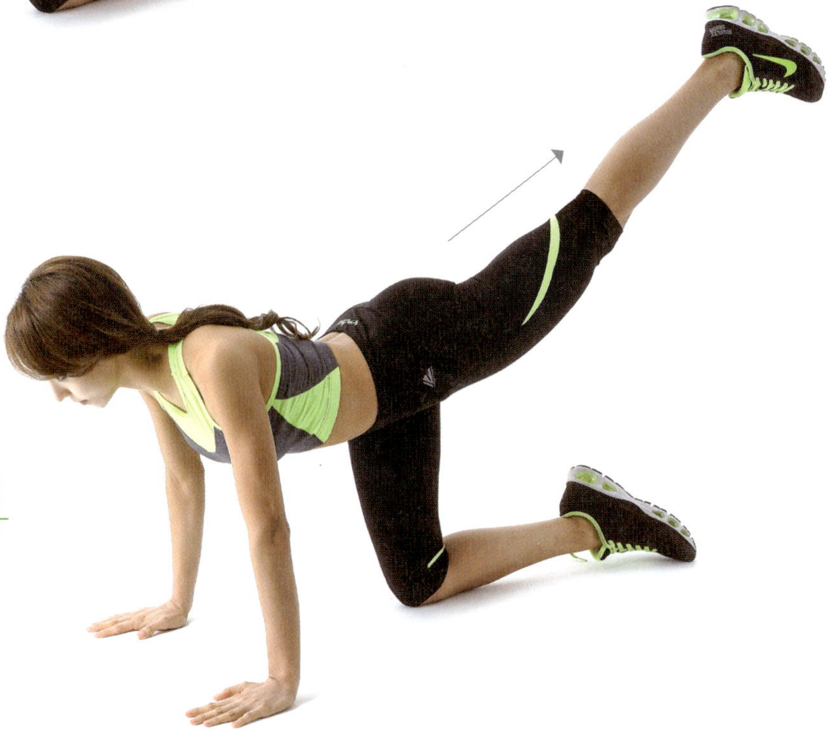
5
Point! 뻗은 발끝이 바닥에
닿지 않도록 하세요

롤링 사이드 트위스트

이 운동으로 옆구리 근육에 탄력이 생깁니다 세트당 13회

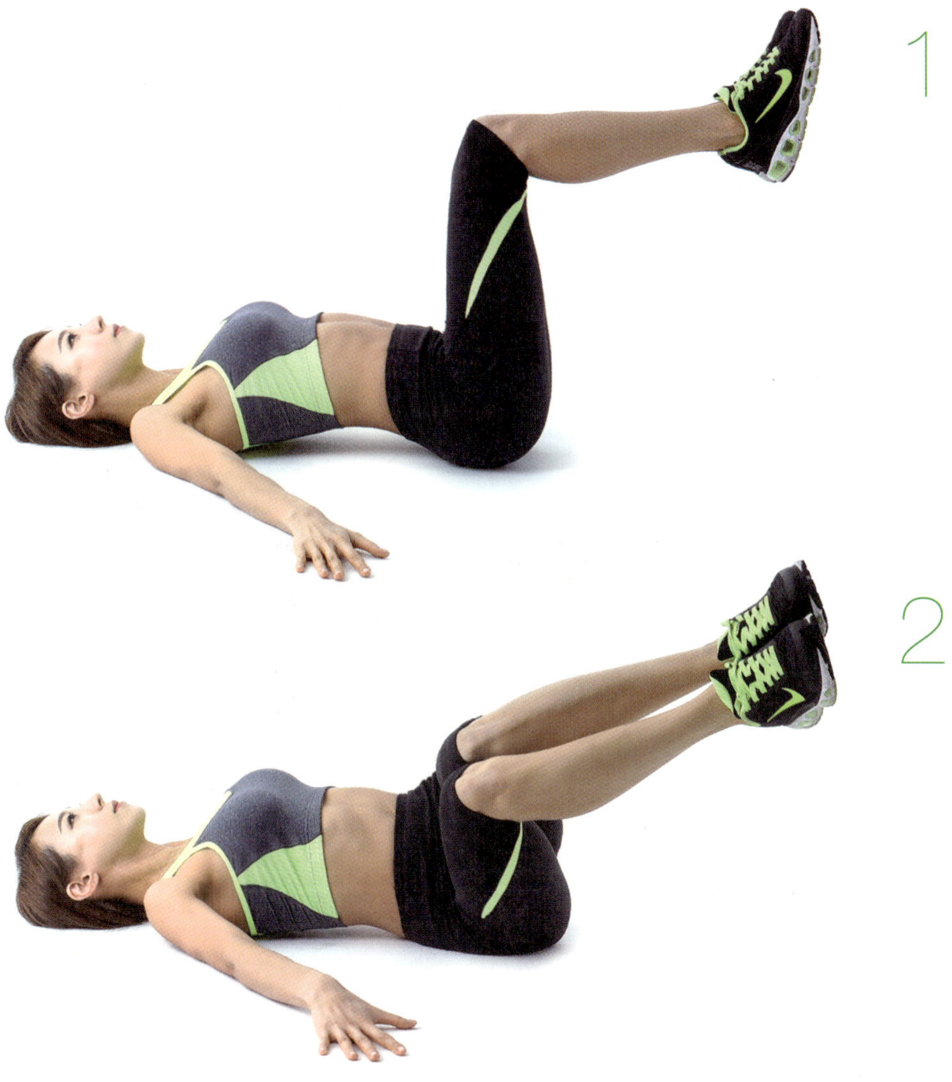

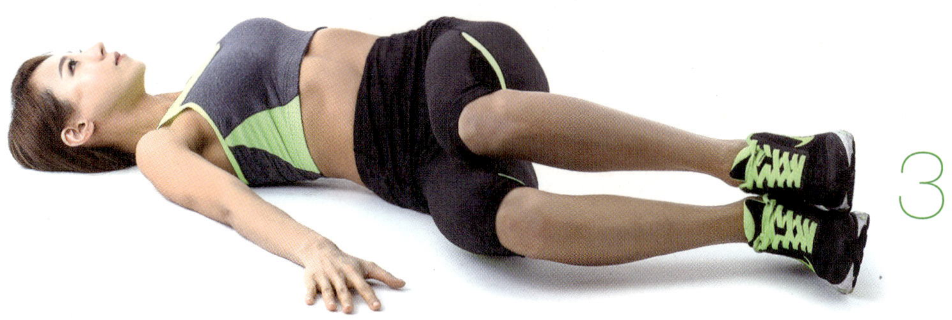

1 바닥에 양팔을 펼치고 누운 뒤 무릎을 직각으로 구부려 듭니다.

2 상체를 고정하고, 양쪽 다리를 붙인 채 오른쪽으로 기울입니다.

3 허벅지가 땅에 닿을 때까지 내려갑니다.

4 다시 천천히 준비 자세로 돌아옵니다.

5 이번에는 반대쪽으로 다리를 기울였다 준비 자세로 돌아옵니다.(1회)

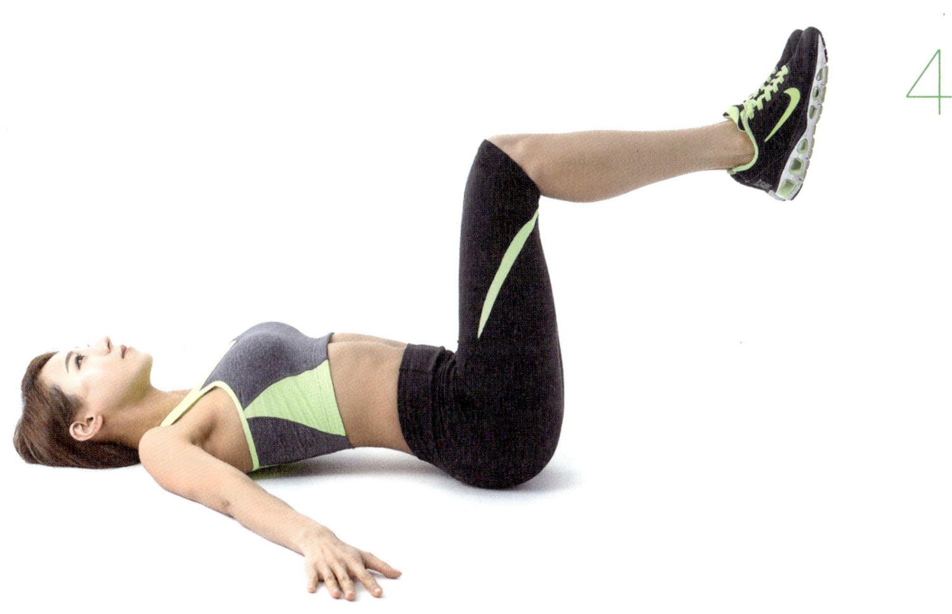

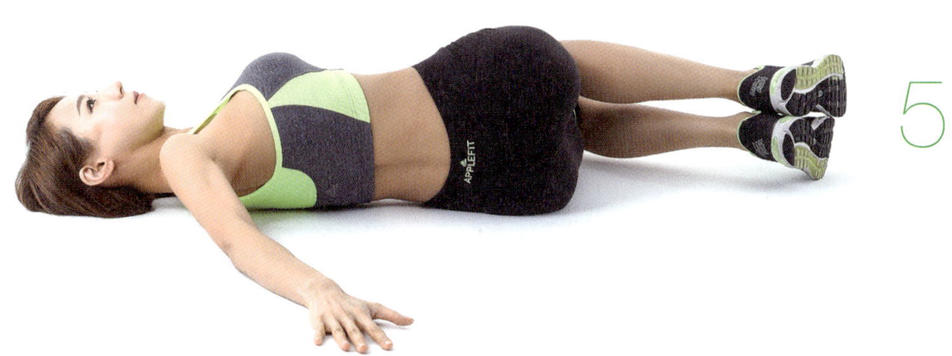

맨몸 케틀벨 스윙

이 운동으로 힙과 코어 근육이 매끈해집니다 세트당 13회

Tip! 강도를 높이고 싶다면 덤벨이나 생수병을 잡고 하세요.

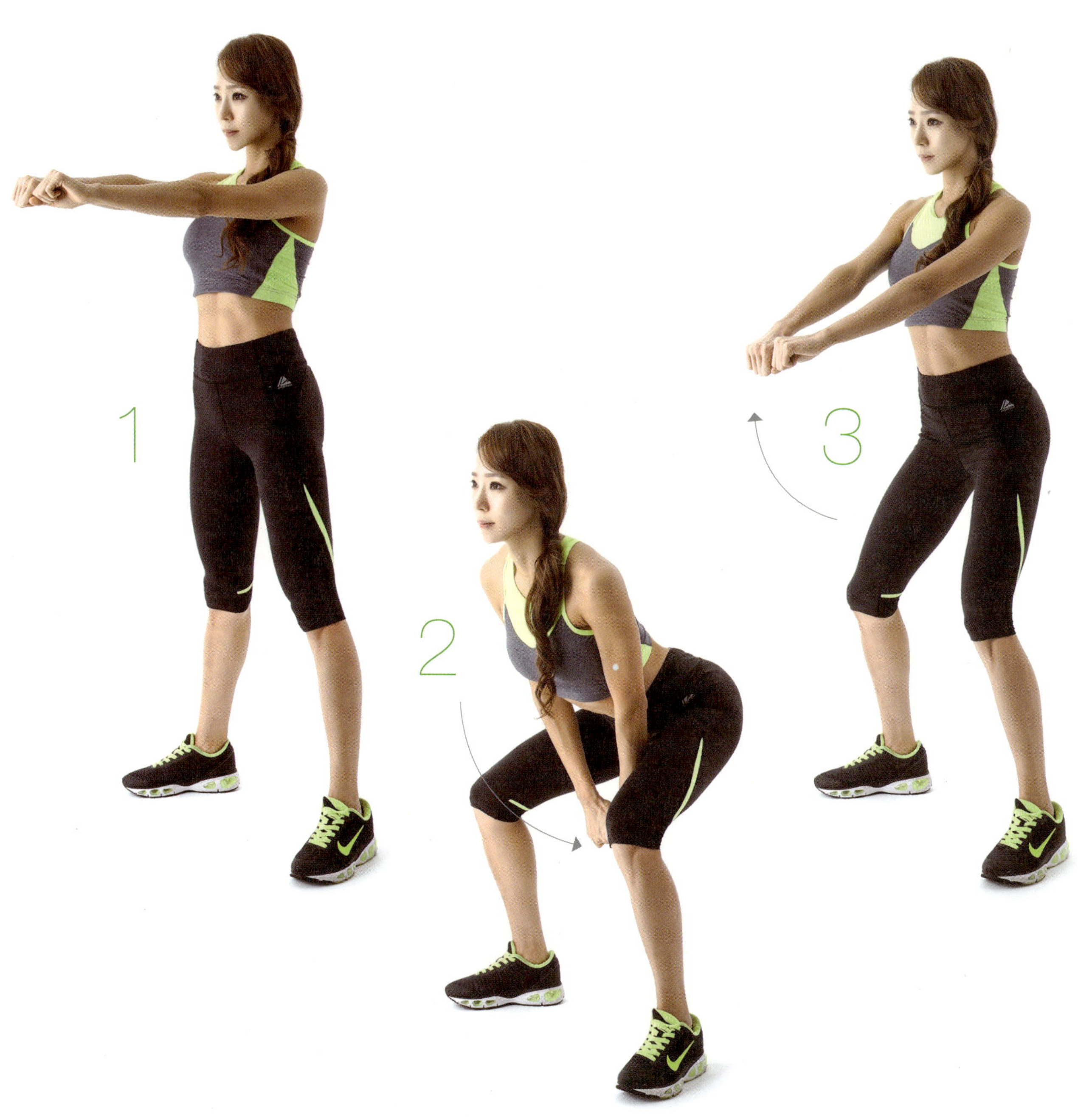

1 다리는 어깨너비로 벌리고 발끝이 바깥쪽을 향하게 합니다. 양손을 모아 쥡니다.

2 가슴을 내밀어 등을 바르게 편 채 양손을 다리 사이로 내리며 무릎을 굽힙니다.

3 양손을 힘껏 뻗고 다리를 쭉 펴 원 자세로 돌아옵니다.(1회)

5 다시 자세를 낮추며 운동을 반복합니다.

Point! 힙 근육의
긴장을 유지하세요.

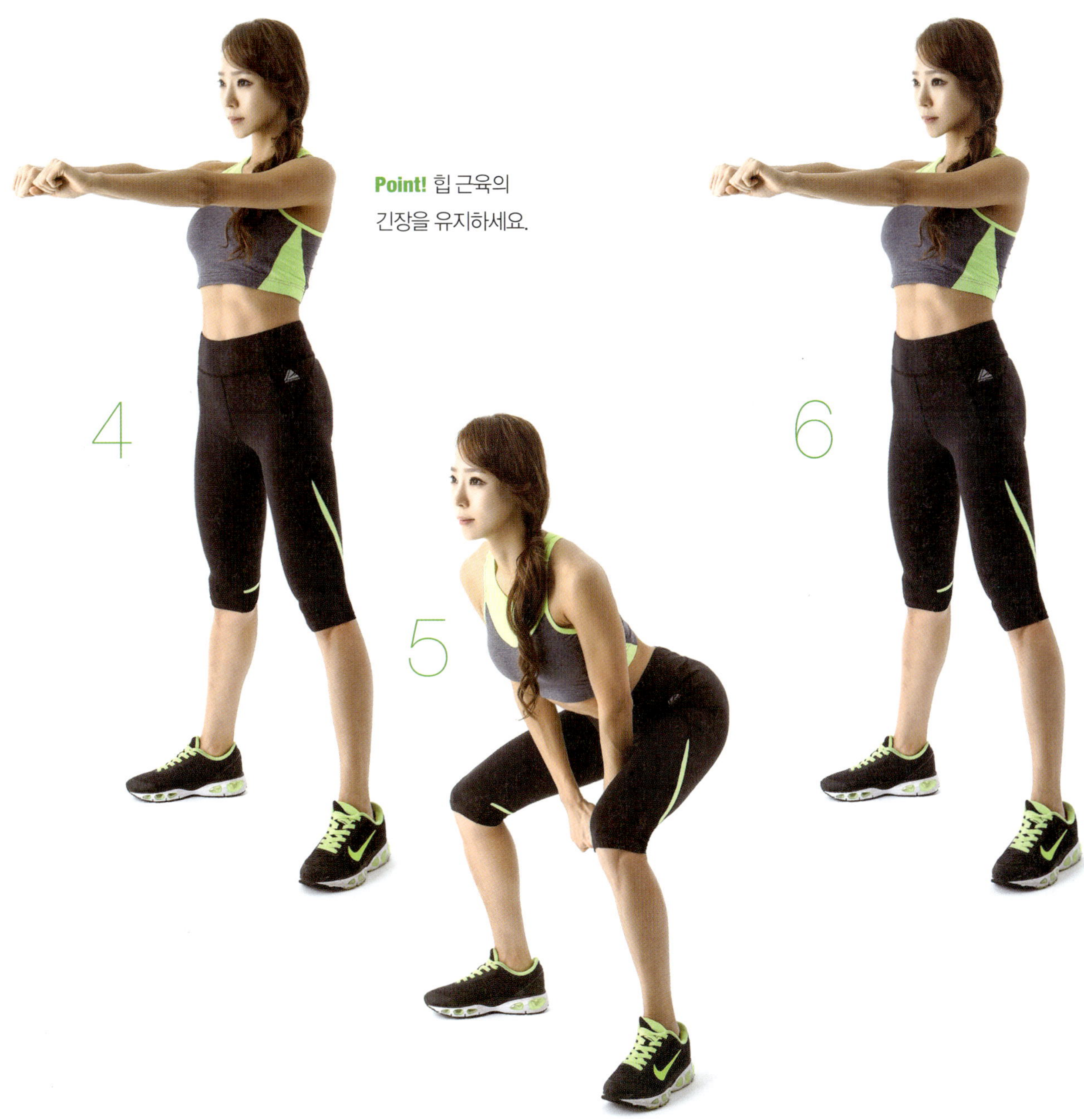

데드리프트

이 운동으로 등부터 힙까지 라인이 매끈해집니다 `세트당 13회`

1 다리를 어깨너비로 벌리고 양손을 모아줍니다.

2 무릎을 살짝 구부리며 가슴을 내밀어 허리를 쭉 편 상태로 상체를 숙여 3∼5초 유지합니다.

Tip! 강도를 높이고 싶다면 덤벨이나 생수병을 잡고 하세요.

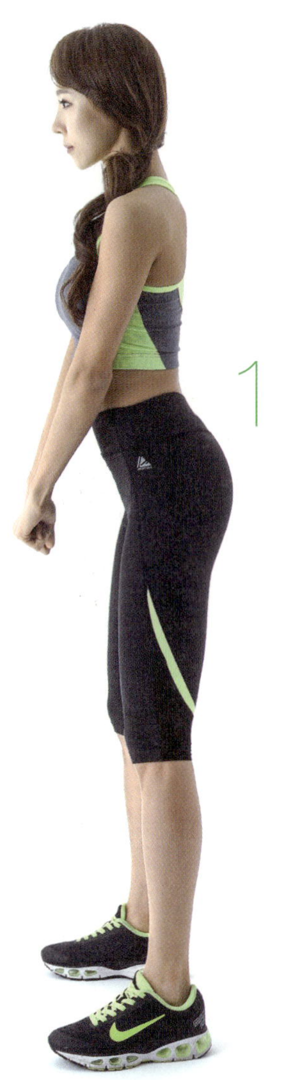

1

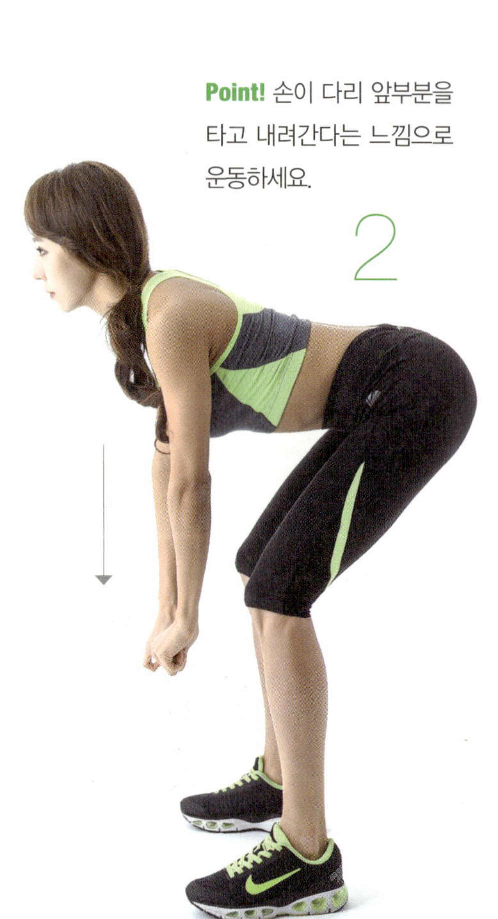

Point! 손이 다리 앞부분을
타고 내려간다는 느낌으로
운동하세요.

2

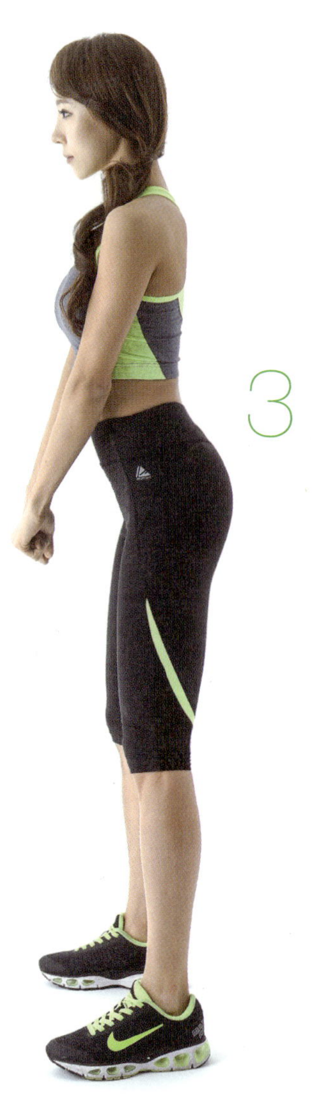

3

DAY 5

굿모닝

이 운동으로 등부터 힙, 허벅지까지 라인이 매끈해집니다 **세트당 13회**

1 다리를 어깨너비로 벌리고 양손을 허리에 얹습니다.

2 가슴을 내밀어 허리를 쭉 편 채 앞으로 천천히 숙입니다.

3 힙 근육의 긴장을 유지하며 원래 자세로 천천히 돌아갑니다.

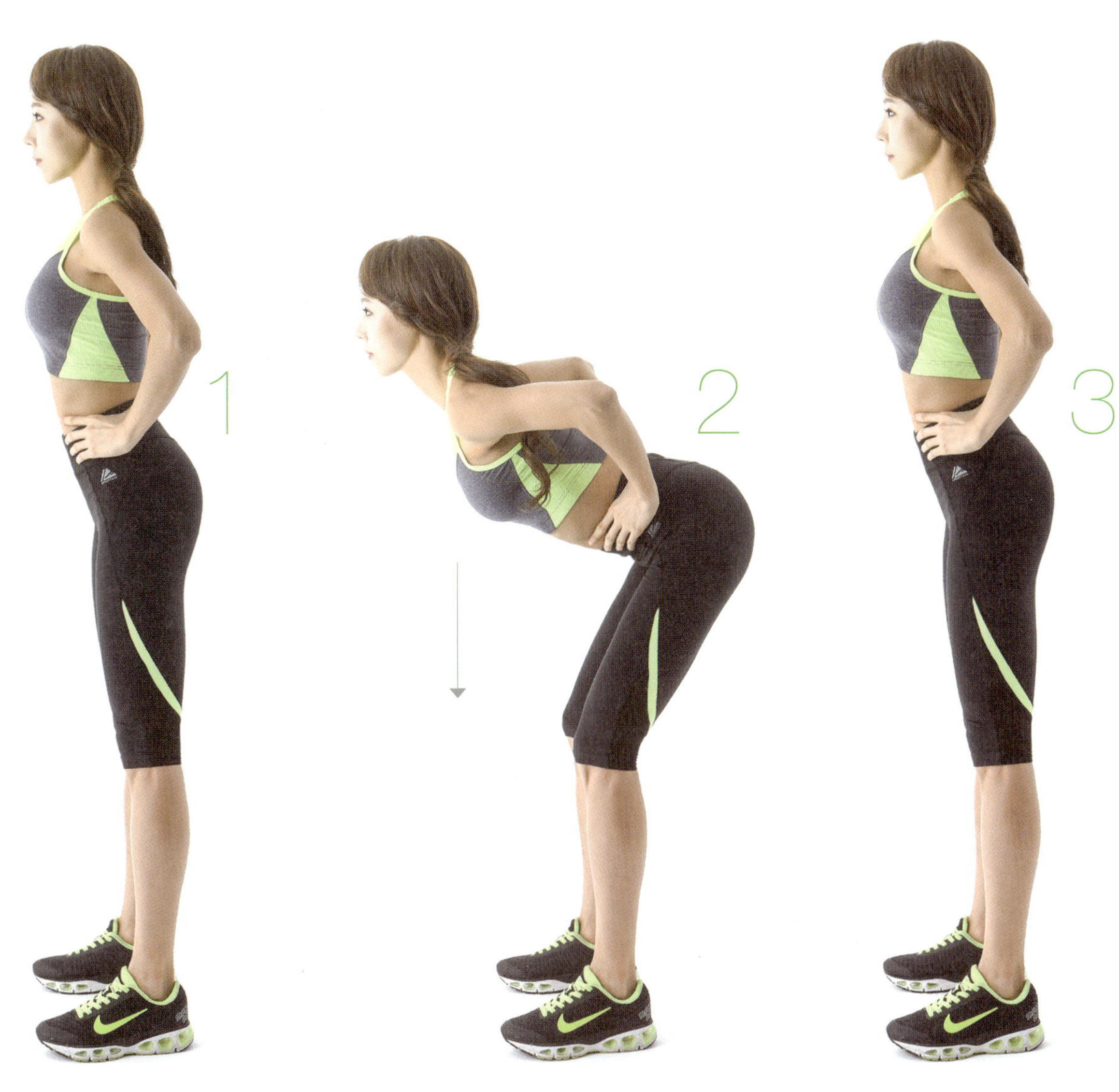

니링 스쿼트

이 운동으로 힙 근육이 탄탄해집니다 세트당 13회

1 손을 앞으로 모으고 무릎을 꿇고 앉습니다.

2 가슴을 내밀어 허리를 펴고 힙을 뒤로 빼는 느낌으로 자세를 낮춥니다.

3 다시 천천히 원래 자세로 돌아갑니다.

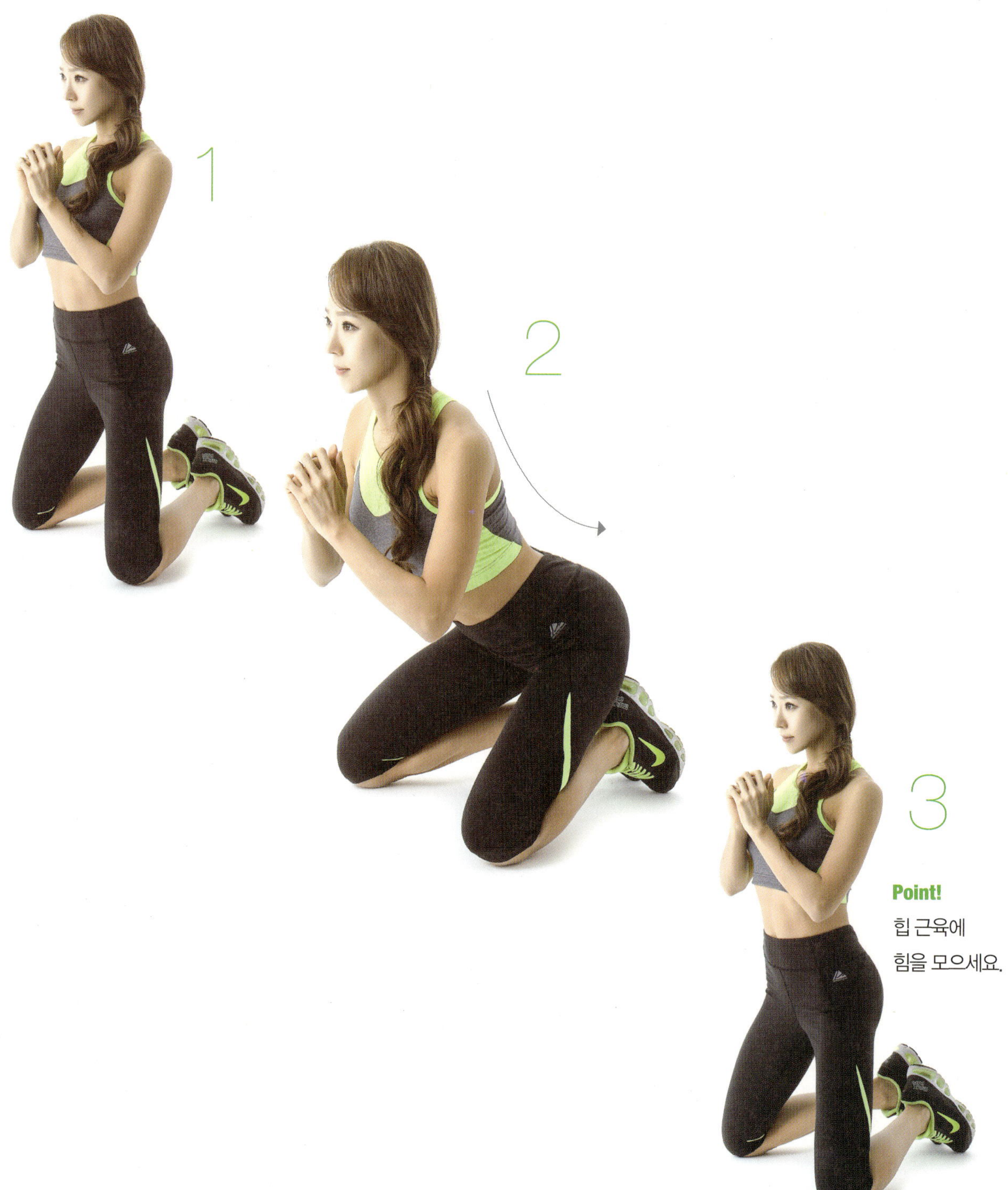

Point!
힙 근육에
힘을 모으세요.

스탠딩 사이드 니업

이 운동으로 힙 옆과 옆구리 군살이 사라집니다 `세트당 13회`

1 다리를 어깨너비로 벌리고 양손은 머리 뒤로 올립니다.

2 상체를 오른쪽으로 굽히며 오른쪽 무릎을 오른쪽 팔꿈치와 닿을 듯 옆으로 끌어올립니다.

3 반대쪽도 같은 방법으로 운동하세요.(1회)

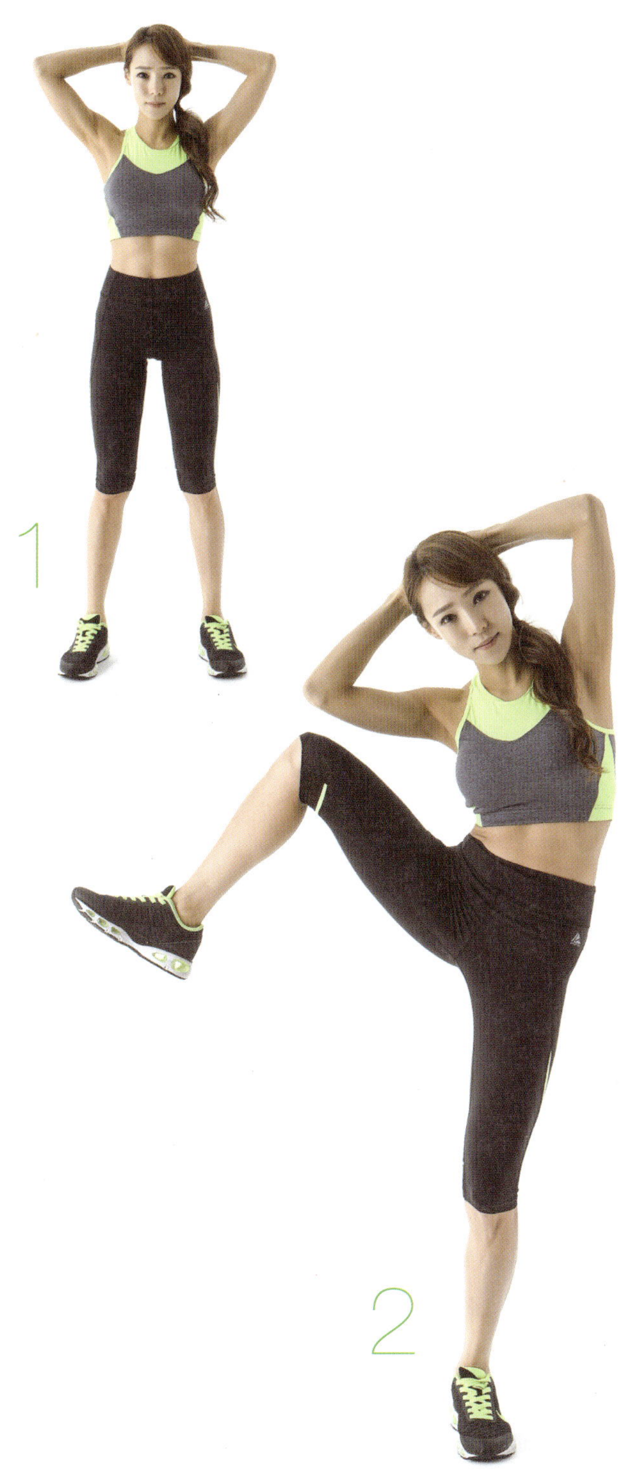

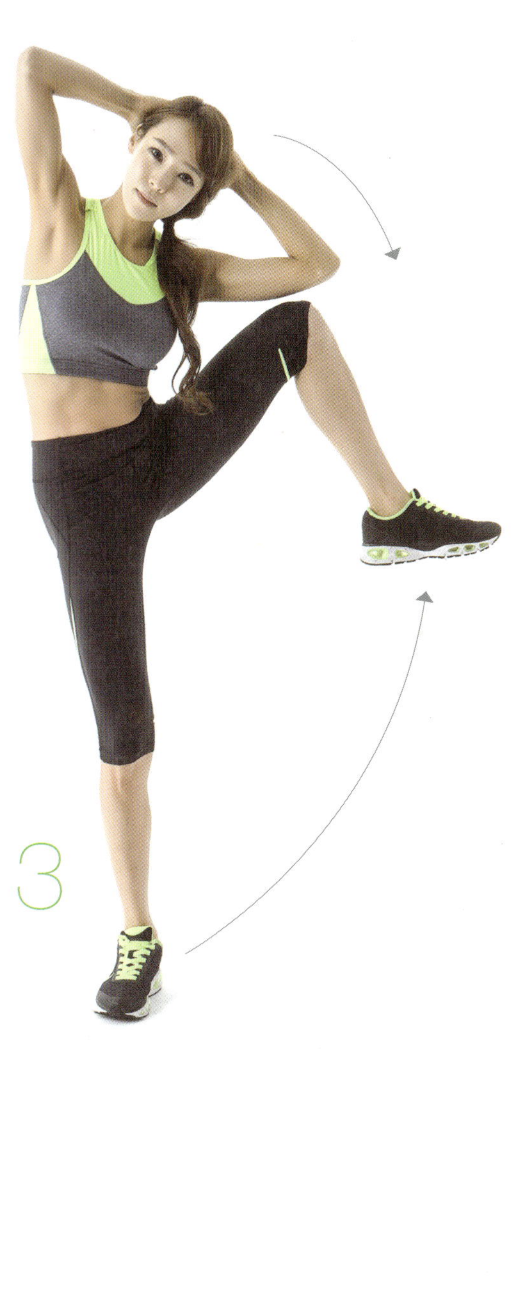

힙 브리지 Lv.3

이 운동으로 코어와 힙 근육이 강화됩니다 세트당 양쪽 13회

1 바닥에 무릎을 높이 세우고 누운 뒤 왼발을 오른쪽 무릎 위에 올립니다.

2 허리를 쭉 편 채 힙을 들어 올려 3초 유지합니다.

3 천천히 원래 자세로 돌아갑니다.

※ 13회 반복 후 반대쪽도 같은 방법으로 운동하세요.

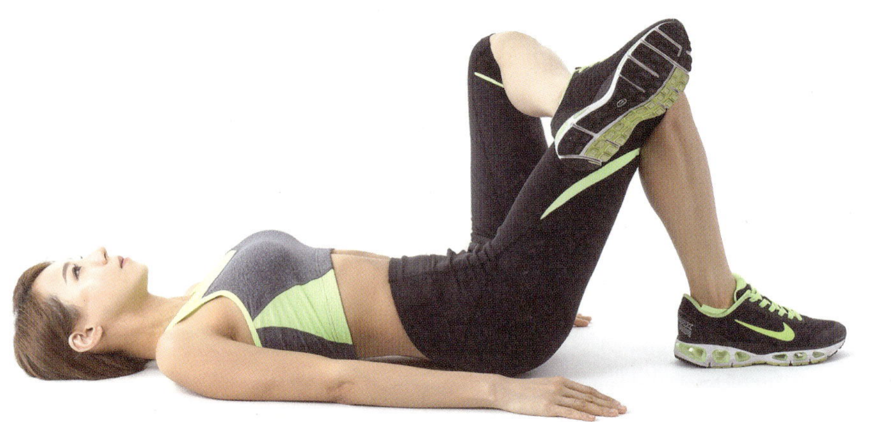

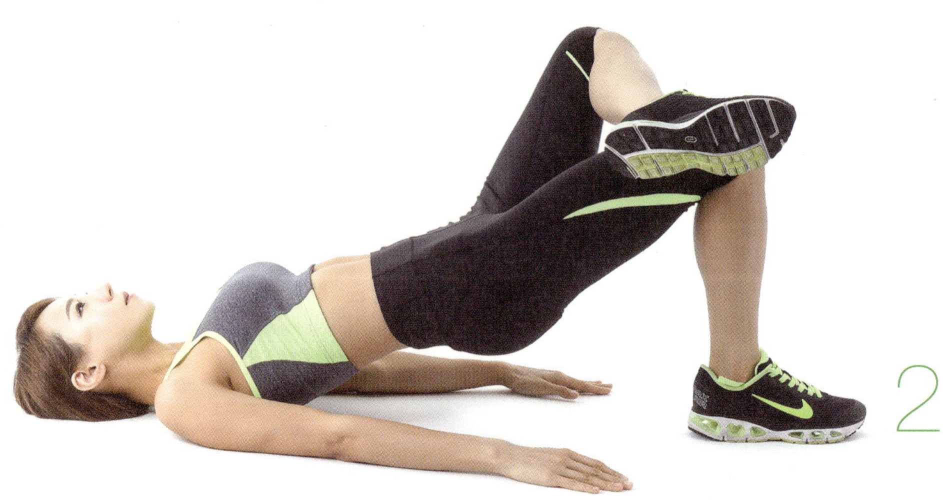

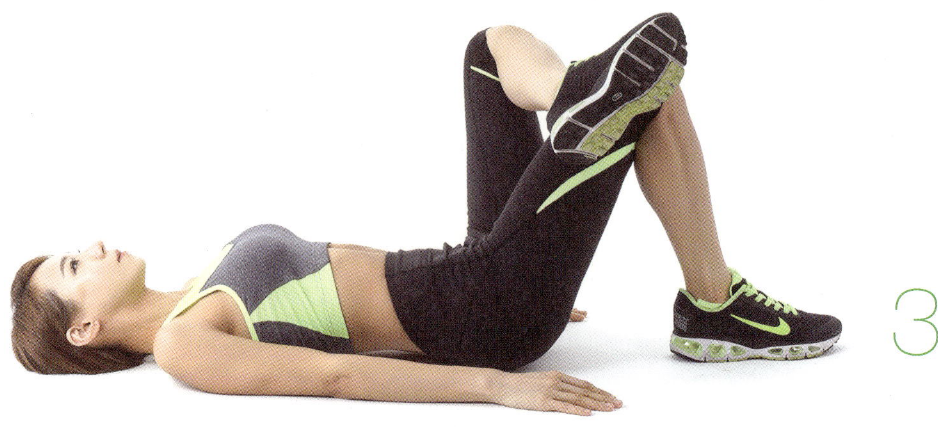

런지 Lv.3

이 운동으로 허벅지 앞뒤와 힙 근육이 강화됩니다 세트당 13회

1 양손을 허리에 올리고 발을 어깨너비로 벌리고 섭니다.

2 왼발을 앞으로 뻗으며 양쪽 무릎이 직각이 되도록 자세를 낮춥니다.

3 몸을 세우며 왼발을 뒤로 보내 1번 자세로 돌아갑니다.

4 반대쪽 발도 같은 방법으로 운동하세요.(1회)

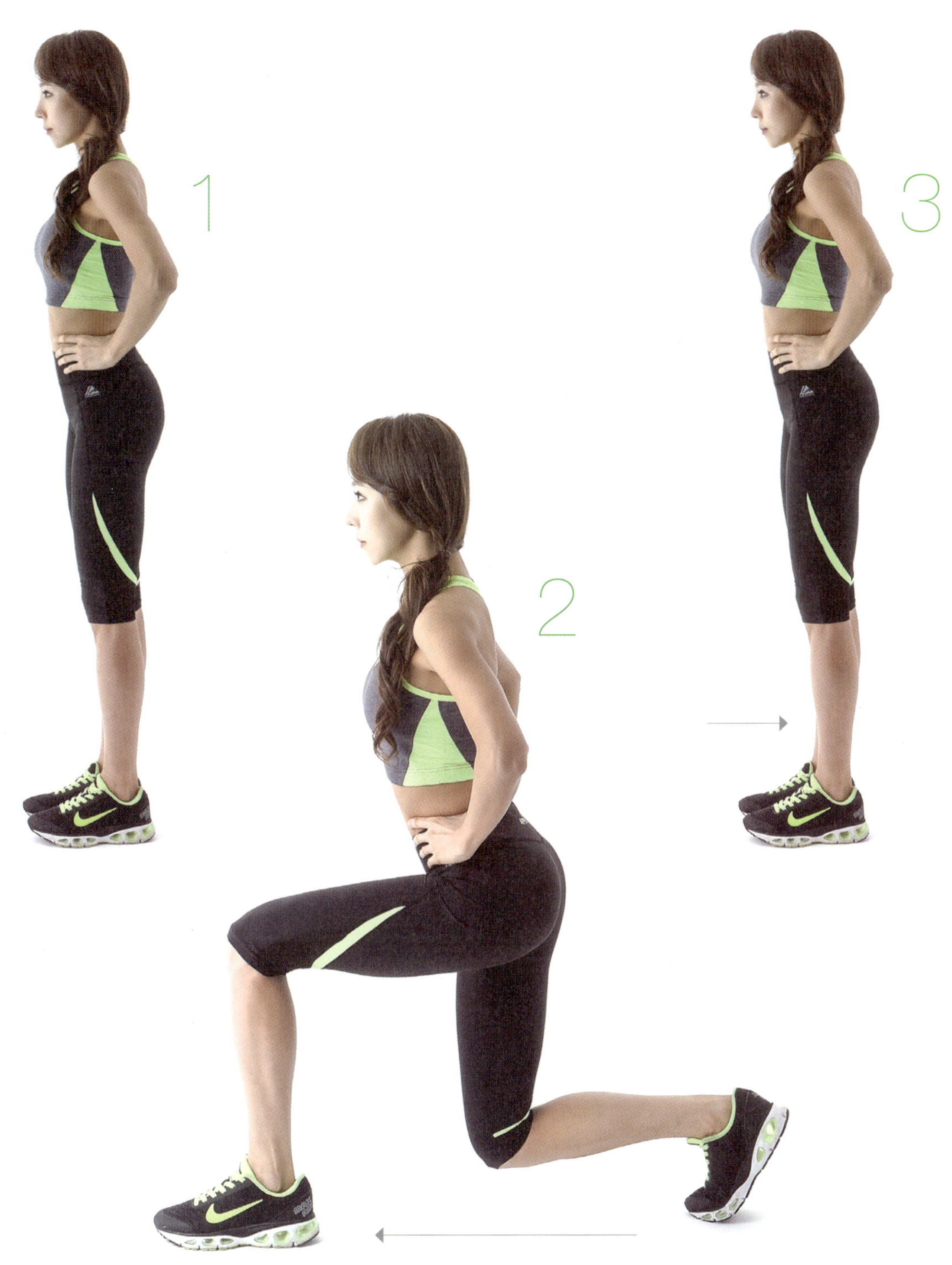

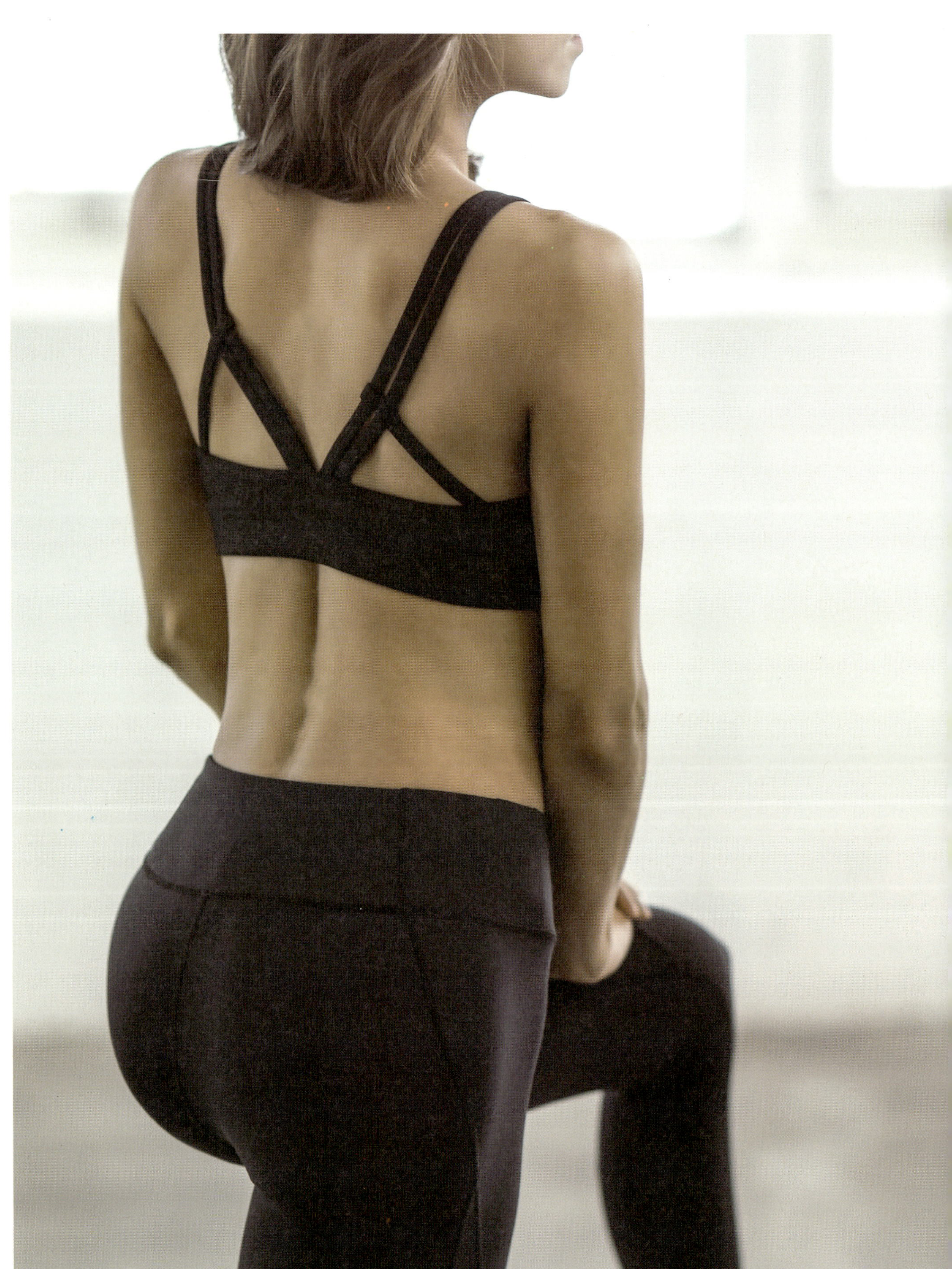

3rd Week

애플힙으로 여신 라인 완성

마지막 주가 되었습니다. 꽤 긴 시간 자신과의 약속, 잘 지키셨나요? 어떤 날은 내 의지
와 상관없이 약속을 지키지 못할 때도 있었을지 모르지만 그래도 지금껏 잘해오셨어요.
3주차에는 애플힙을 완성하기 위한 고강도 근력운동과 남은 지방은 불태우기 위한 유
산소 운동을 함께 진행하고자 합니다. 3주차의 동작은 분명 어렵습니다. 그러나 2주간
어느새 근육이 강화되고 동작들에 익숙해져 생각만큼 힘들지는 않을 거예요. 눈바디로
변화를 지켜보는 것 잊지 마시고, 마지막까지 힘내세요. 3~5세트 운동하세요.

롱 런지

이 운동으로 허벅지 앞과 힙 근육이 강화됩니다 세트당 양쪽 15회

1 양손으로 허리를 잡고 다리를 앞뒤로 크게 벌립니다.

2 앞 무릎이 직각이 될 때까지 굽혔다가 원자세로 돌아갑니다.

※ 15회 반복 후 반대쪽도 같은 방법으로 운동하세요.

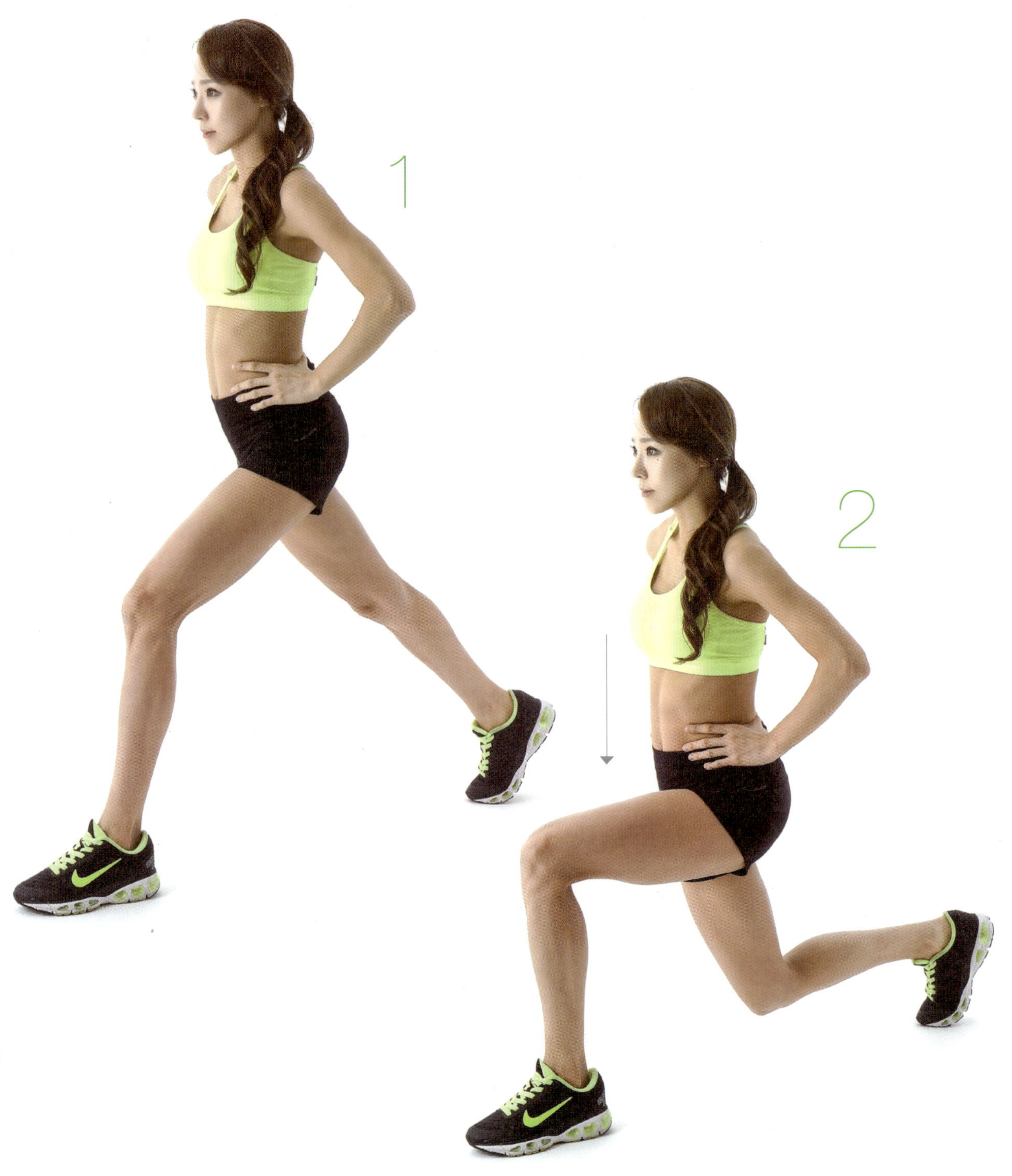

힙 쓰러스트

이 운동으로 코어 근육 강화와 힙과 허벅지 뒷 라인이 매끈해집니다 세트당 15회

1 의자로 어깨와 등을 받치고 힙을 아래로 최대한 내립니다.

2 힙을 천천히 위로 들어 올려 어깨부터 무릎까지 일직선을 만듭니다.(1회)

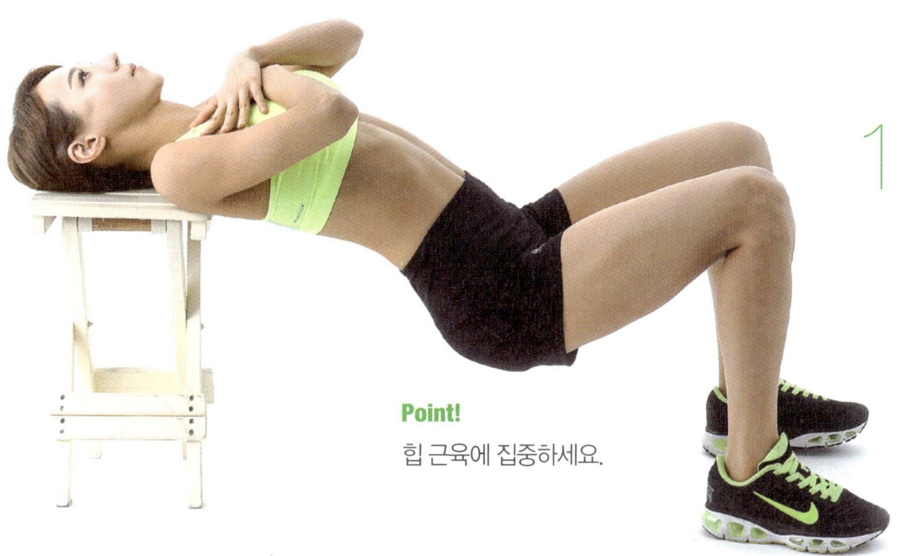

Point!
힙 근육에 집중하세요.

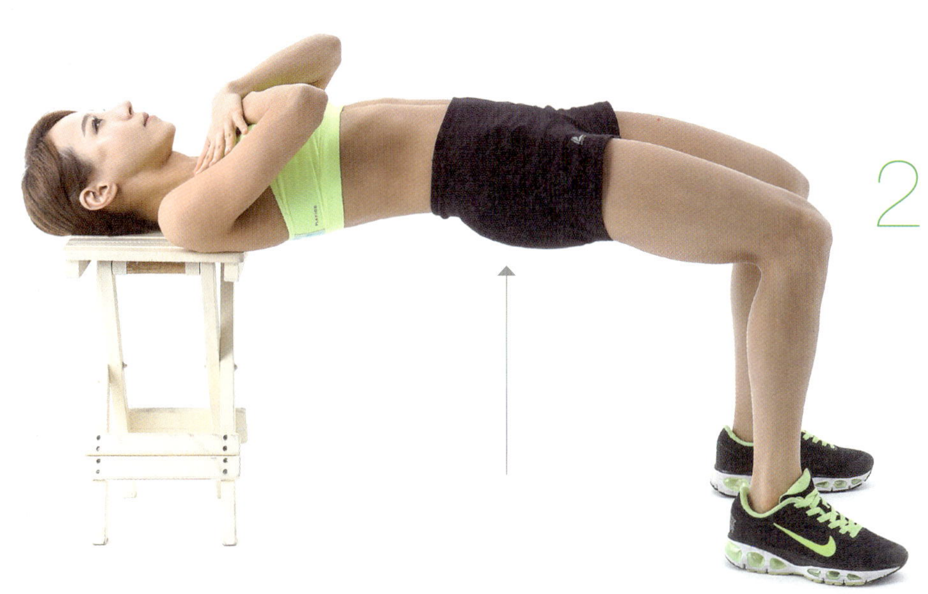

런지 무브먼트

이 운동으로 허벅지와 힙 근육이 강화됩니다 **세트당 양쪽 15회**

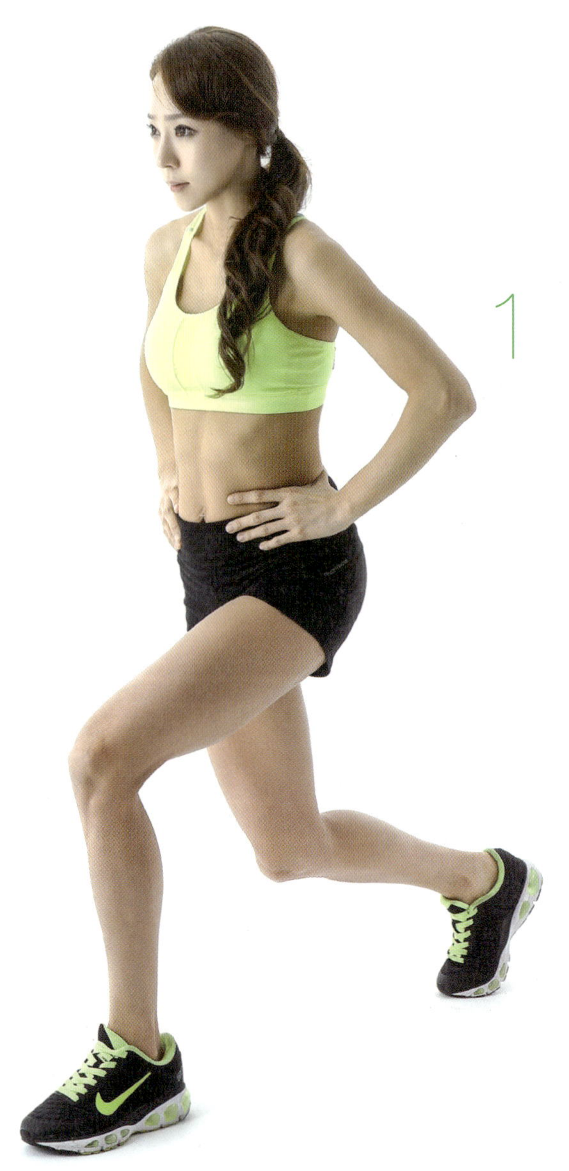

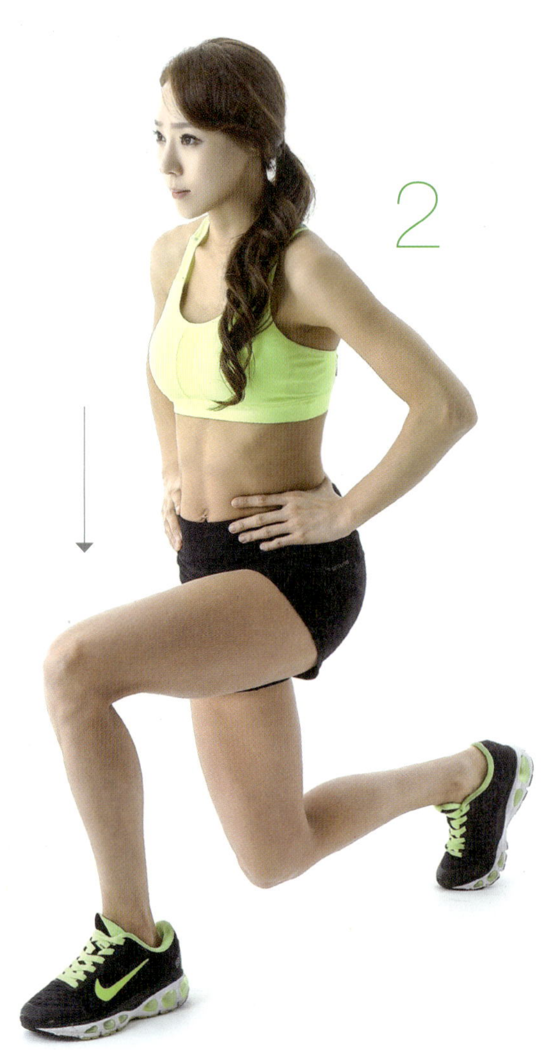

1 양손을 허리에 올려 균형을 잡고 다리를 앞뒤로 벌려 무릎을 굽힙니다.

2 무릎을 직각으로 구부려 자세를 낮춥니다.(1회)

3 다시 무릎을 살짝 펴 완전히 일어서지 않고 준비 자세로 돌아옵니다.

4 동작 사이에 멈춤 없이 바로 무릎을 직각으로 구부려 자세를 낮춥니다.(2회)

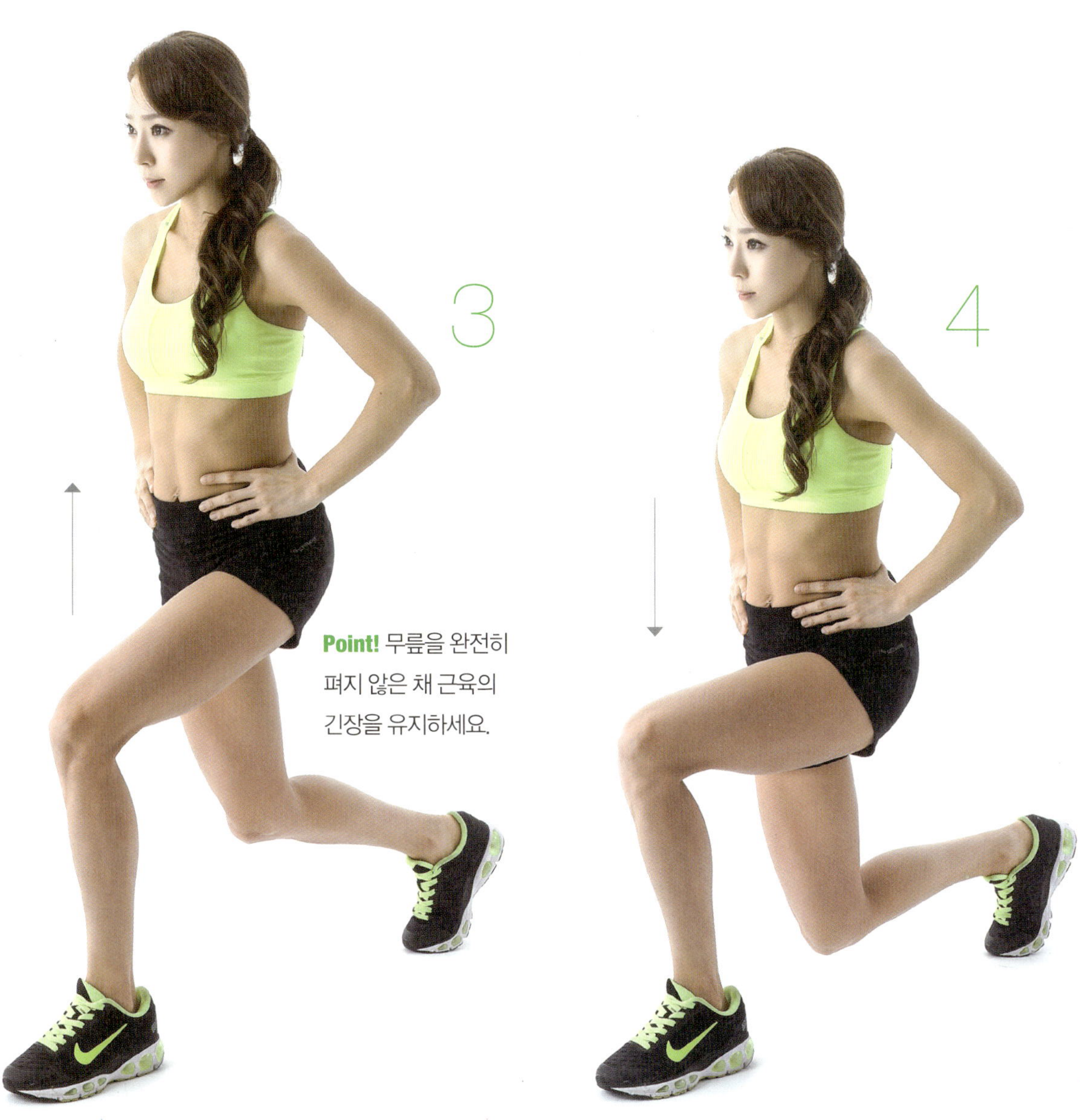

풀 스쿼트 무브먼트

이 운동으로 힙과 허벅지 라인을 잡아주세요 세트당 15회

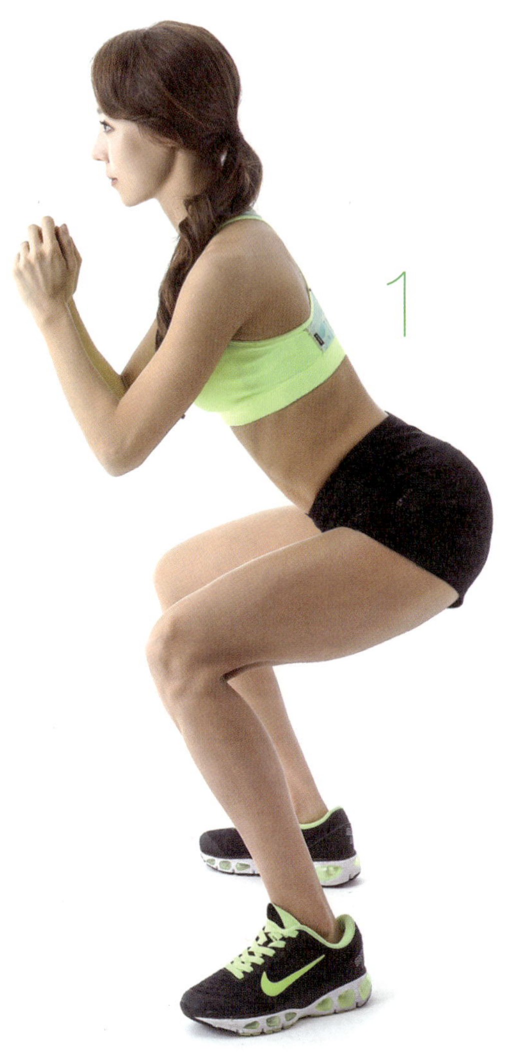

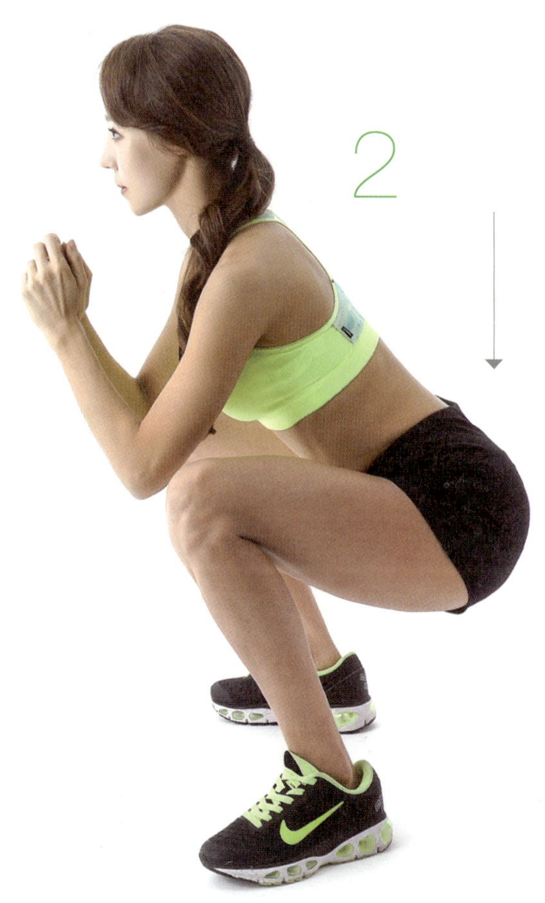

1 양손을 모으고 발을 어깨너비보다 넓게 벌리고
  힙을 뒤로 빼듯 무릎을 굽혀 스쿼트 자세를 취합니다.
2 풀 스쿼트 자세가 되도록 무릎을 최대한 굽혀 깊이 앉으세요.(1회)
3 무릎을 살짝 펴 1번 자세로 돌아왔다가 바로 다시 깊이 앉습니다.(2회)

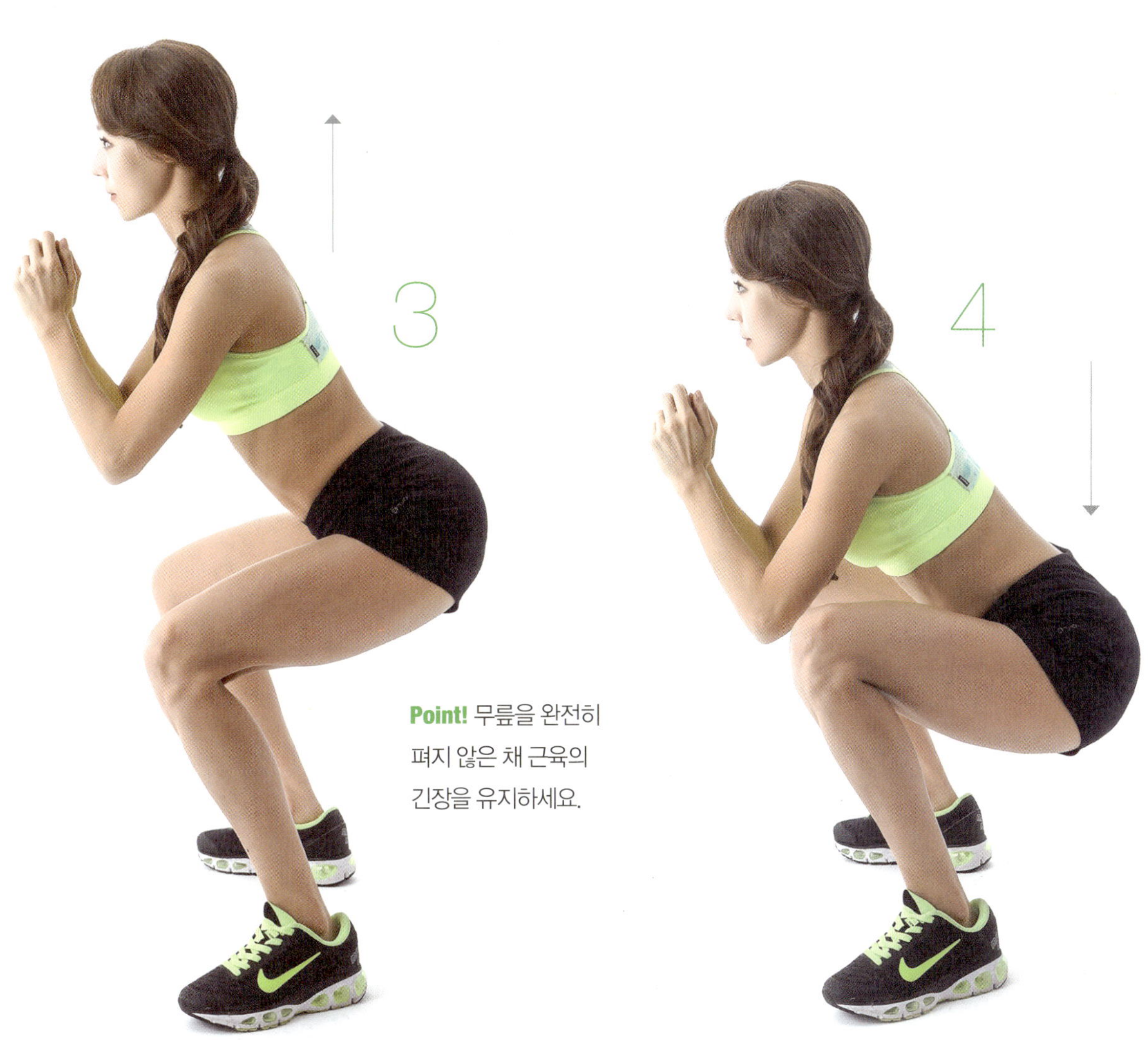

점프 스쿼트

이 운동으로 힙업뿐 아니라 유산소 운동 효과도 노리세요 **세트당 15회**

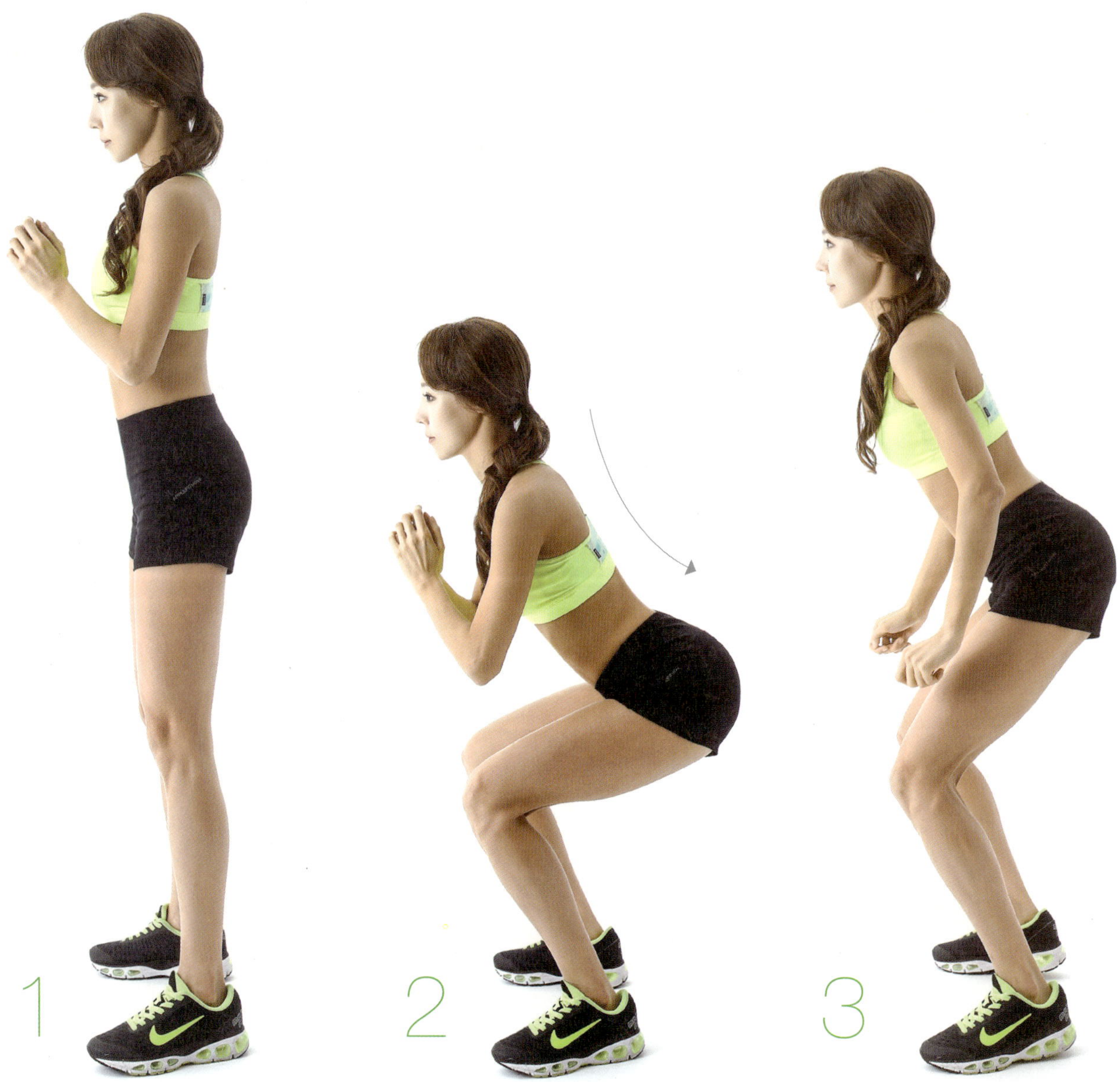

1 양손을 모으고 발은 어깨너비보다 넓게 벌리고 바깥쪽을 향하게 합니다.

2 힙을 뒤로 빼며 무릎을 굽혀 스쿼트 자세를 취하세요.

4 몸을 펴며 공중으로 높이 뜁니다.

5 착지와 동시에 힙을 뒤로 빼며 스쿼트 자세를 취하세요.(1회)

6 다시 몸을 펴며 공중으로 높이 뜁니다.

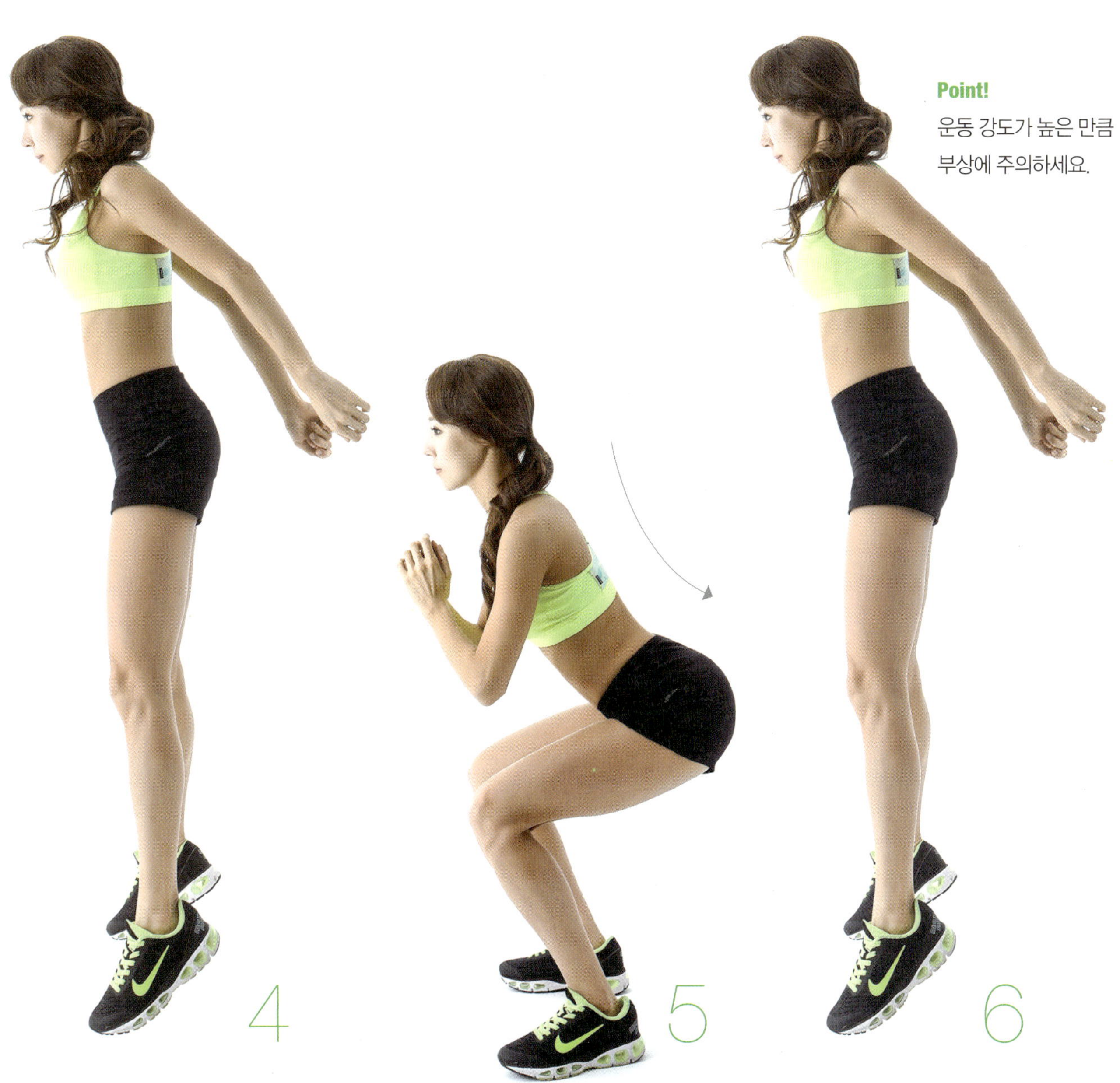

스티프 데드리프트

이 운동으로 뒤태 라인 전체가 매끈해집니다 세트당 15회

Tip! 효과를 높이고 싶다면 덤벨이나 생수병을 잡고 하세요.

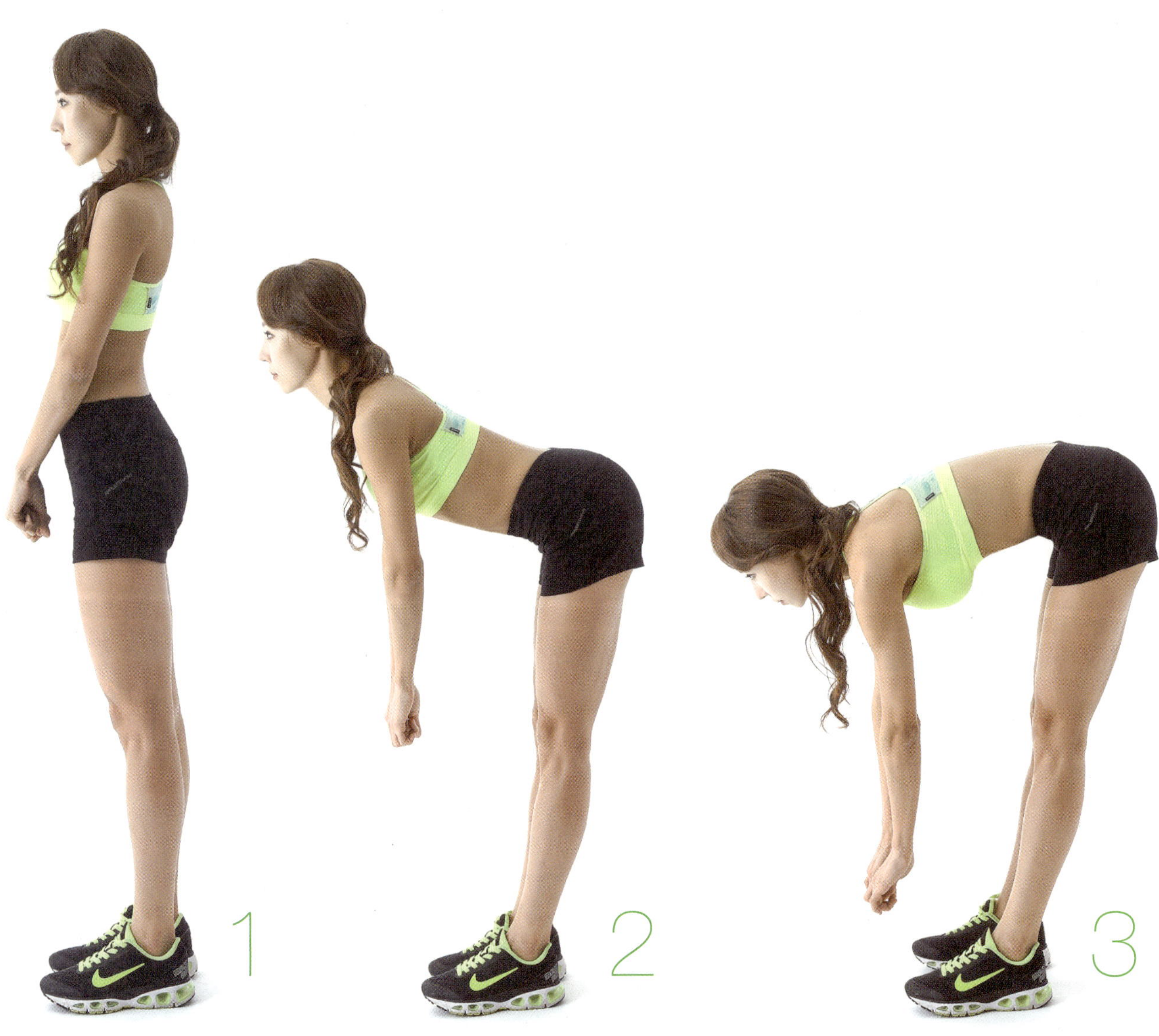

1 손을 앞으로 모으고 다리를 붙이고 섭니다.

2 가슴을 내밀어 허리를 쭉 편 상태로 몸을 앞으로 굽힙니다. 무릎을 굽히지 않습니다.

3 그 다음 머리를 좀 더 숙여 바닥까지 깊이 내려갑니다.

4 다시 고개를 들어 허리를 쭉 펴고 몸을 천천히 폅니다.

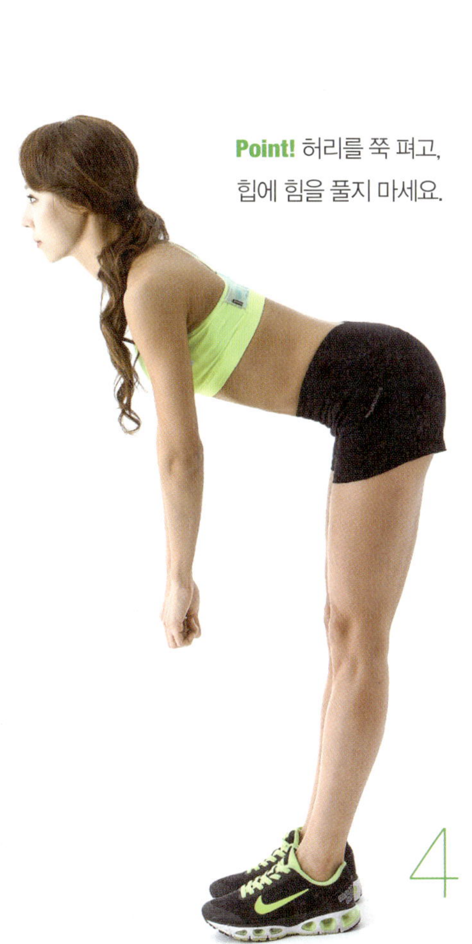

Point! 허리를 쭉 펴고,
힙에 힘을 풀지 마세요.

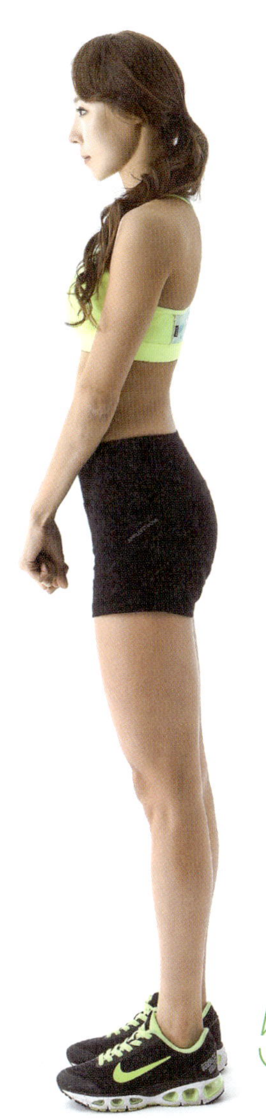

벤치 런지

이 운동으로 힙업과 허벅지가 매끈해집니다 `세트당 양쪽 15회`

1 의자에 한쪽 발을 걸치고, 앞쪽 무릎은 직각으로 구부립니다.

2 앞쪽 무릎을 굽혀 뒤쪽 허벅지와 힙에도 자극을 줍니다.

3 다시 천천히 원래 자세로 돌아옵니다.

※ 15회 반복 후 반대쪽도 같은 방법으로 운동하세요.

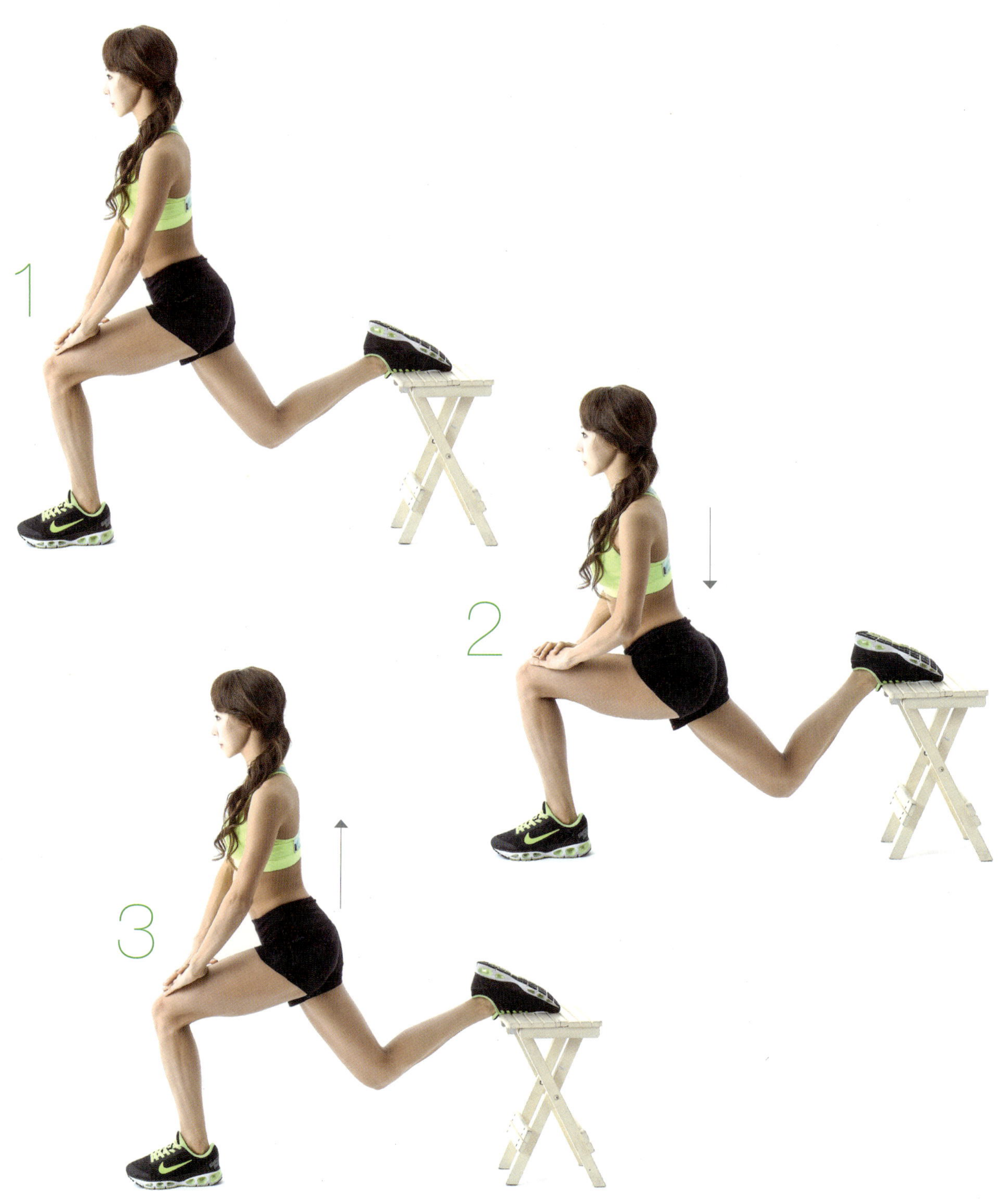

원 레그 데드리프트

이 운동으로 뒷라인이 예뻐지고 하체가 강화됩니다 세트당 양쪽 15회

1 다리를 어깨너비로 벌리고 양손을 모아줍니다.

2 한쪽 다리를 뒤로 뻗으며 몸이 지면과 평행이 될 때까지 숙여 3초 유지 후 원자세로 돌아옵니다.

Tip! 강도를 높이고 싶다면 덤벨이나 생수병을 잡고 하세요.

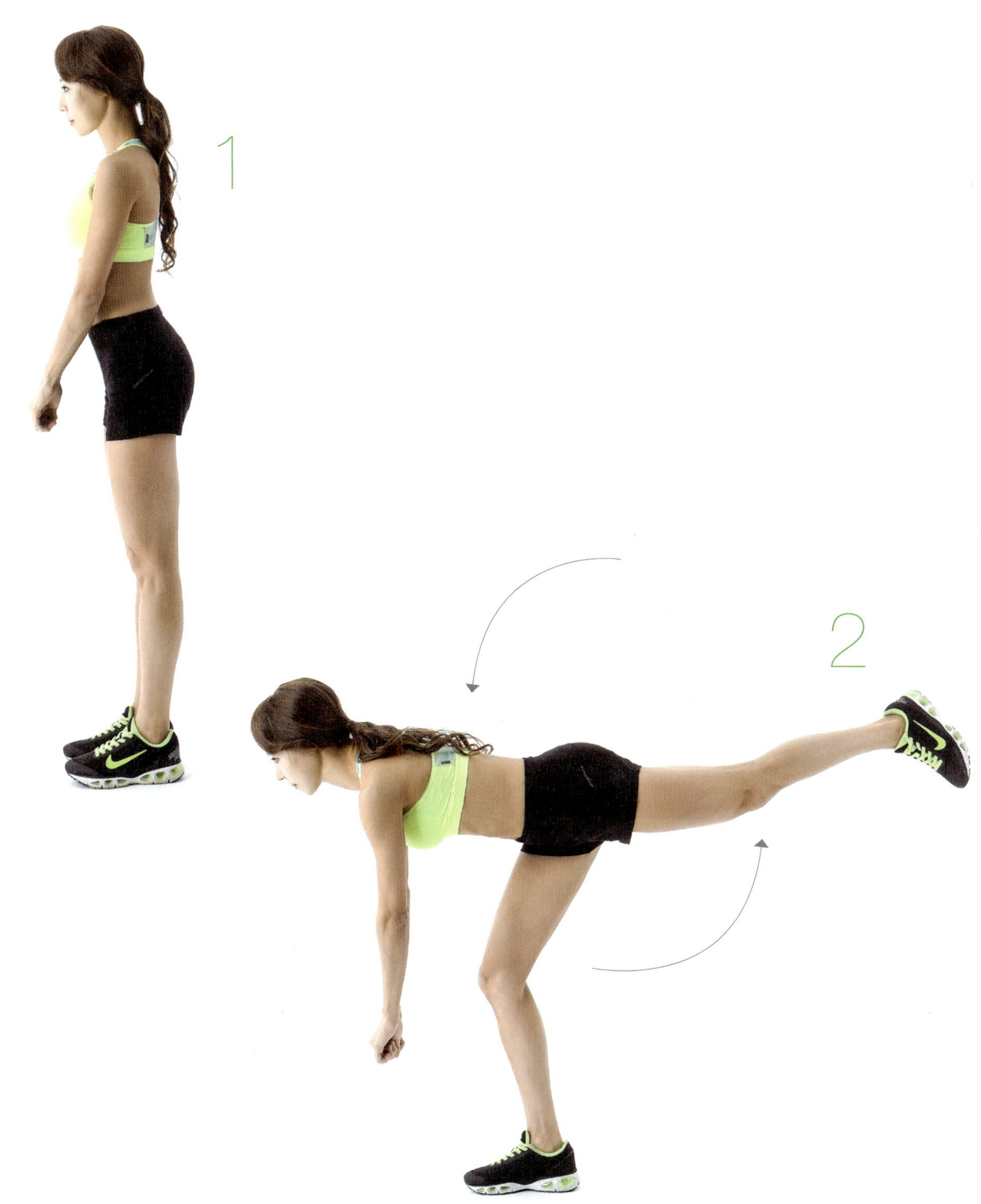

와이드 점프 스쿼트

이 운동으로 하체 강화와 유산소 운동 효과를 노리세요 **세트당 15회**

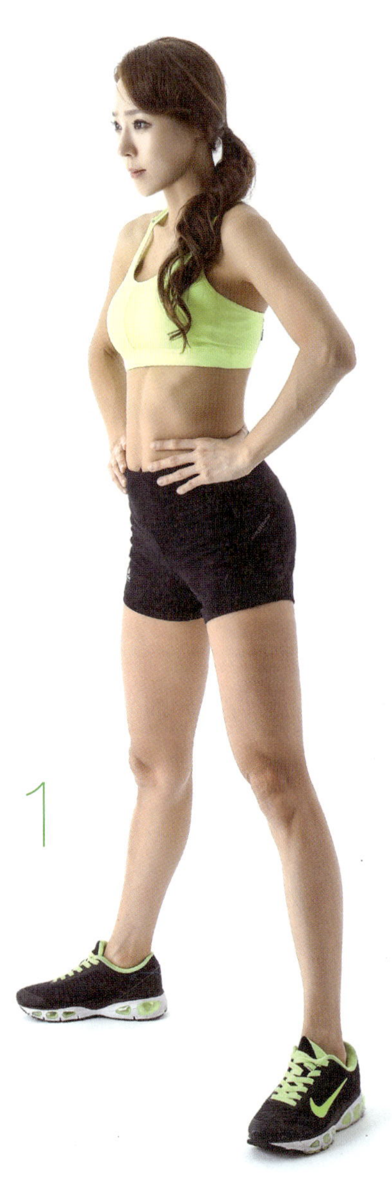

1

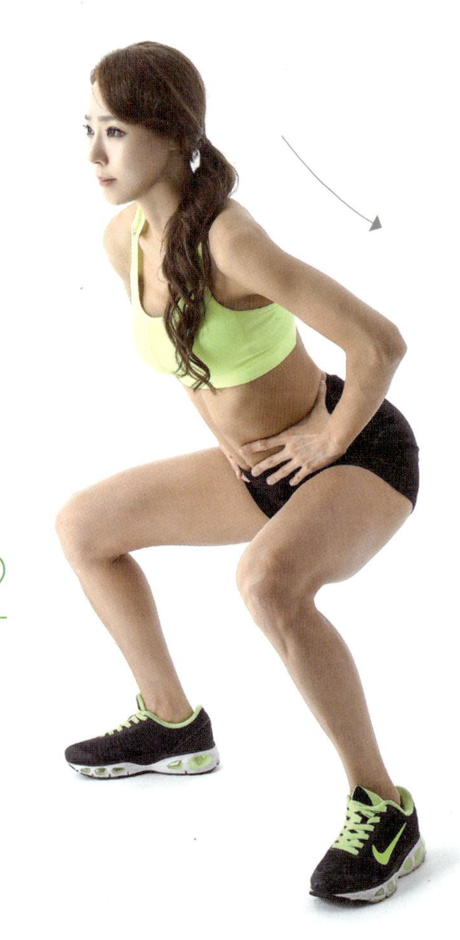

2

1 발을 어깨너비 두 배로 벌리고 발끝이 바깥쪽을 향하게 섭니다.

2 힙을 뒤로 빼며 무릎을 굽히세요.

3 몸을 펴며 공중으로 높이 뜁니다.

4 착지와 동시에 힙을 뒤로 빼며 무릎을 굽히세요.(1회)

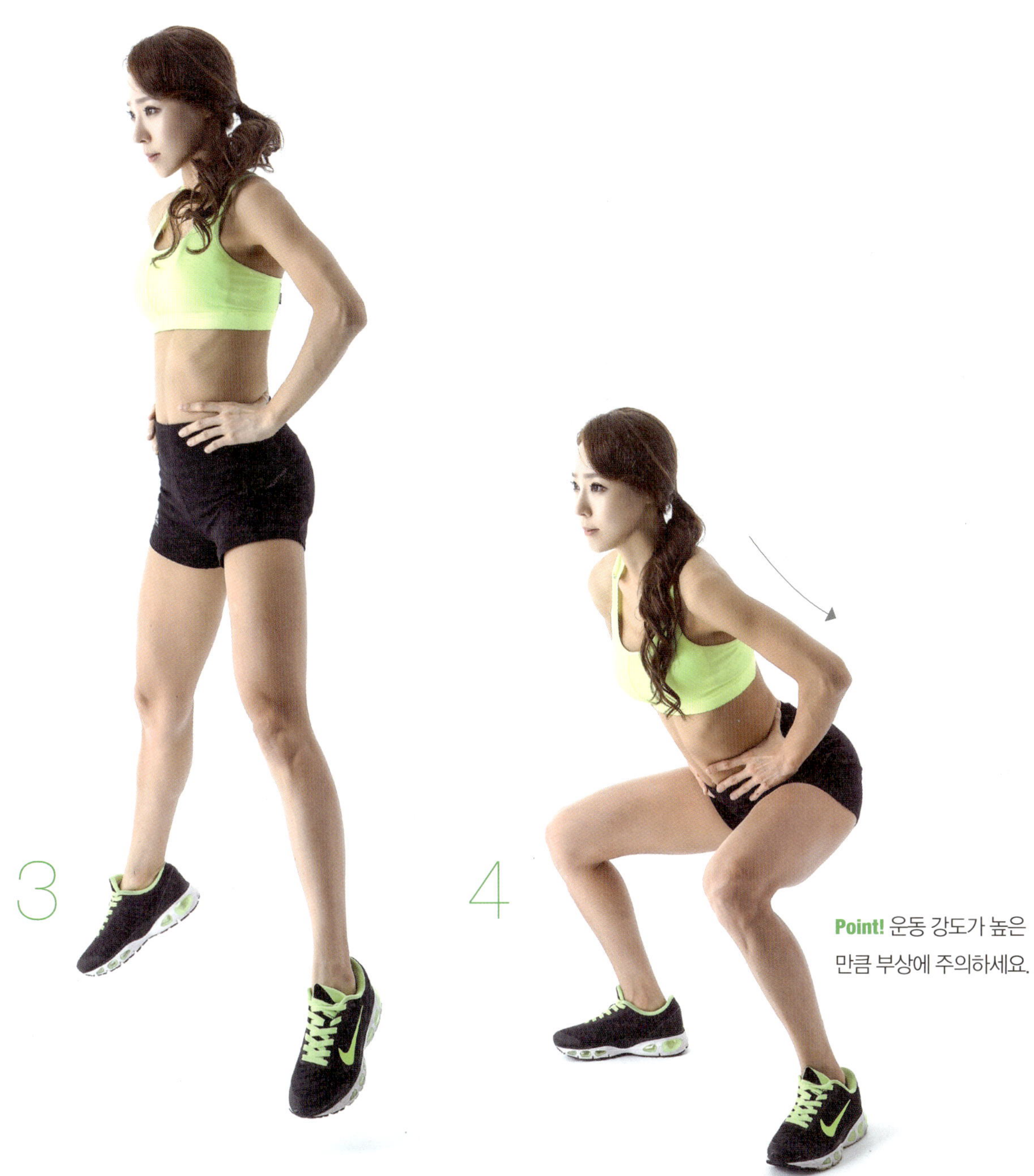

3
4
Point! 운동 강도가 높은
만큼 부상에 주의하세요.

크로스 런지 굿모닝

이 운동으로 하체 강화와 유산소 운동 효과를 노리세요 **세트당 15회**

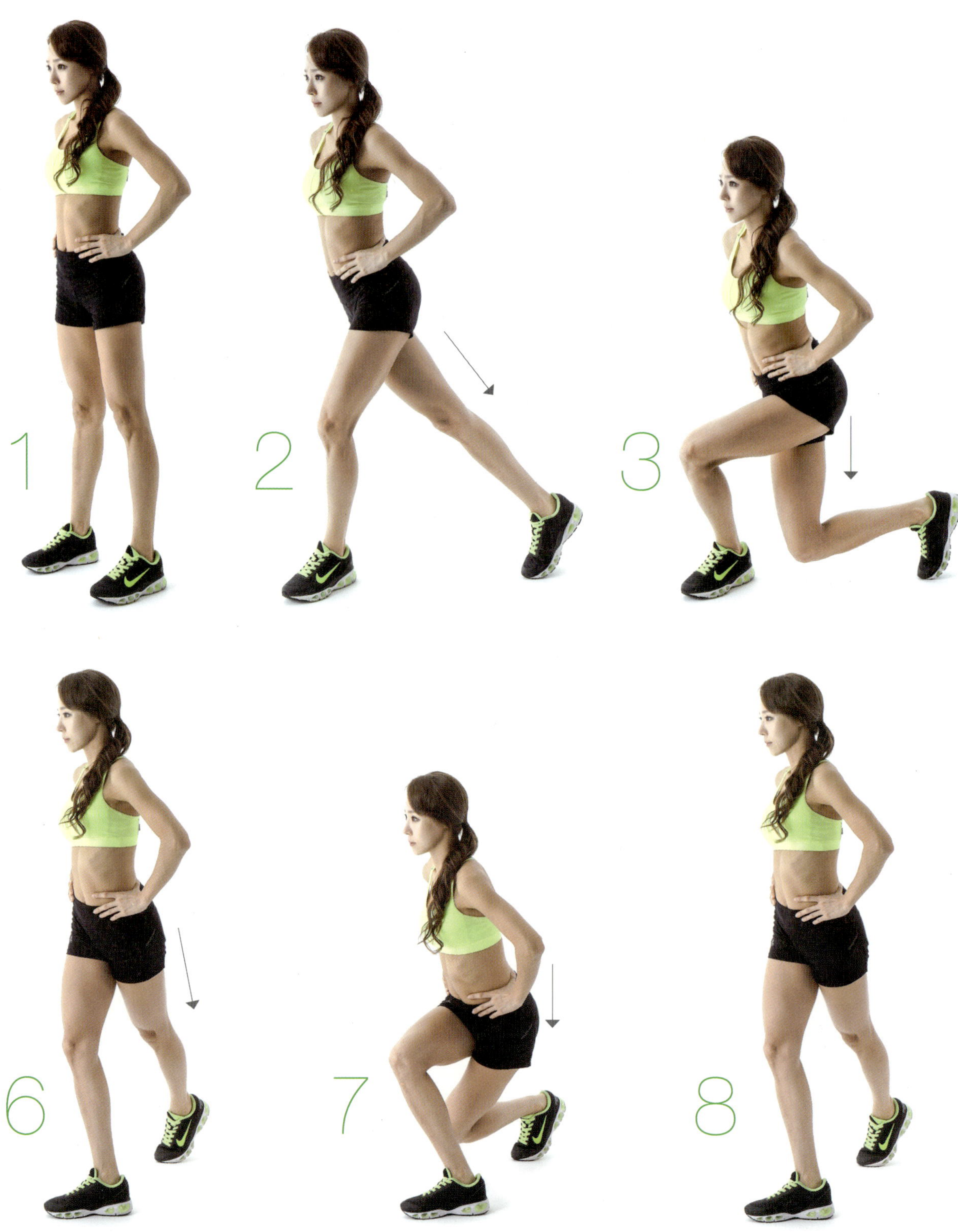

1 허리에 손을 올리고 발을 어깨너비로 벌리고 섭니다.

2 오른쪽 다리를 왼쪽 뒤로 교차해 깊게 뻗은 뒤 무릎을 직각으로 굽혔다가 준비 자세로 돌아옵니다.

6 왼쪽 다리를 오른쪽 뒤로 교차해 깊게 뻗은 뒤 무릎을 직각으로 굽혔다가 준비 자세로 돌아옵니다.

10 허리를 편 채 몸을 앞으로 깊이 숙였다 준비 자세로 돌아옵니다.(1회)

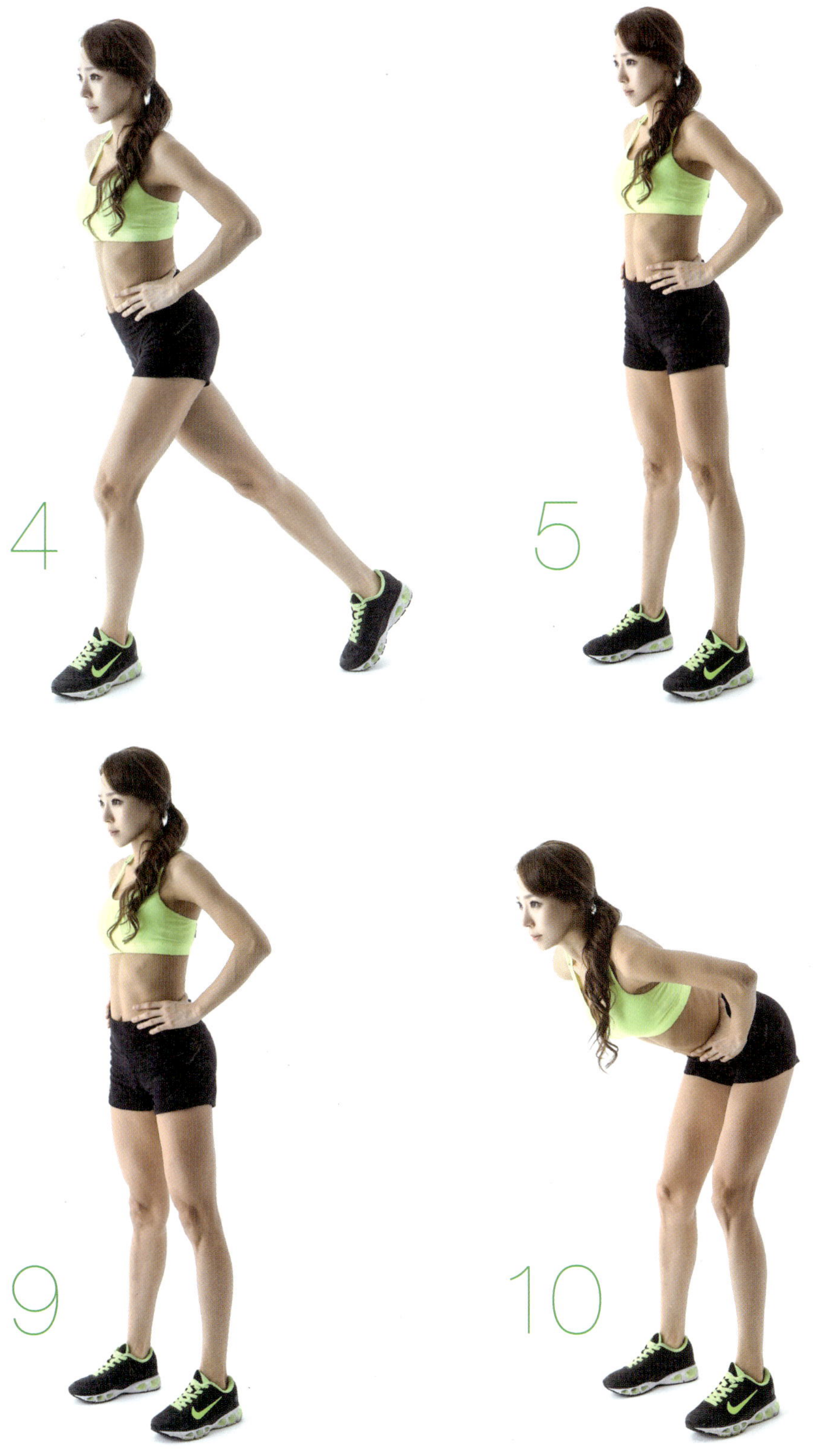

오버 헤드 스쿼트

이 운동으로 등 라인이 예뻐지고 하체가 강화됩니다 세트당 15회

1 팔을 위로 쭉 펴고 발을 어깨너비보다 넓게 벌리고 발끝이 바깥을 향하게 섭니다.

2 힙을 뒤로 빼듯 자세를 천천히 낮춰 무릎이 직각이 될 때까지 깊이 앉습니다.

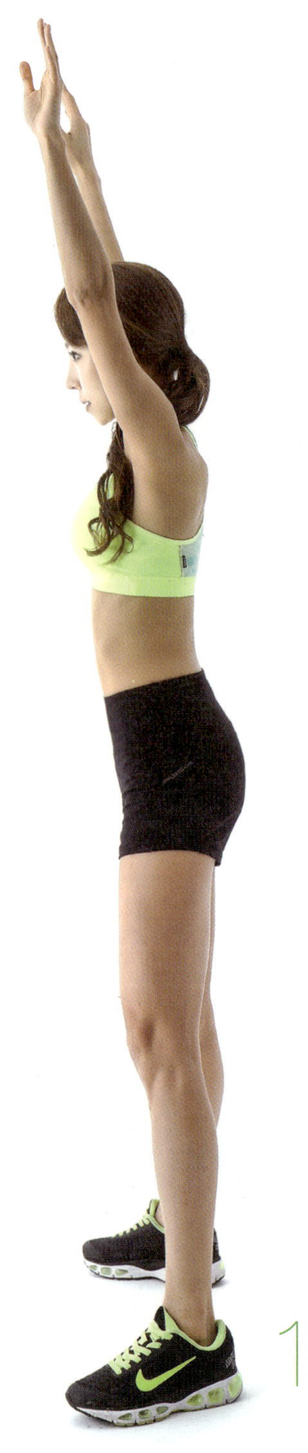

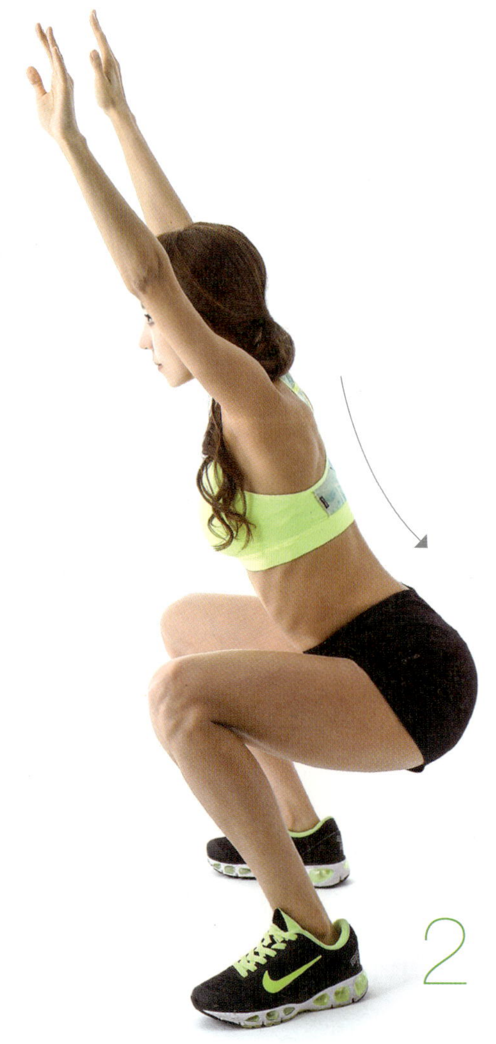

원 레그 스쿼트

이 운동으로 하체와 힙 라인을 강화시키세요 세트당 양쪽 15회

1 다리를 어깨너비 두 배로 벌리고 두꺼운 책이나 박스를 밟습니다.

2 책을 밟지 않은 다리에 무게중심을 두고 무릎을 구부려 자세를 낮춥니다.

3 반대쪽도 같은 방법으로 운동합니다.

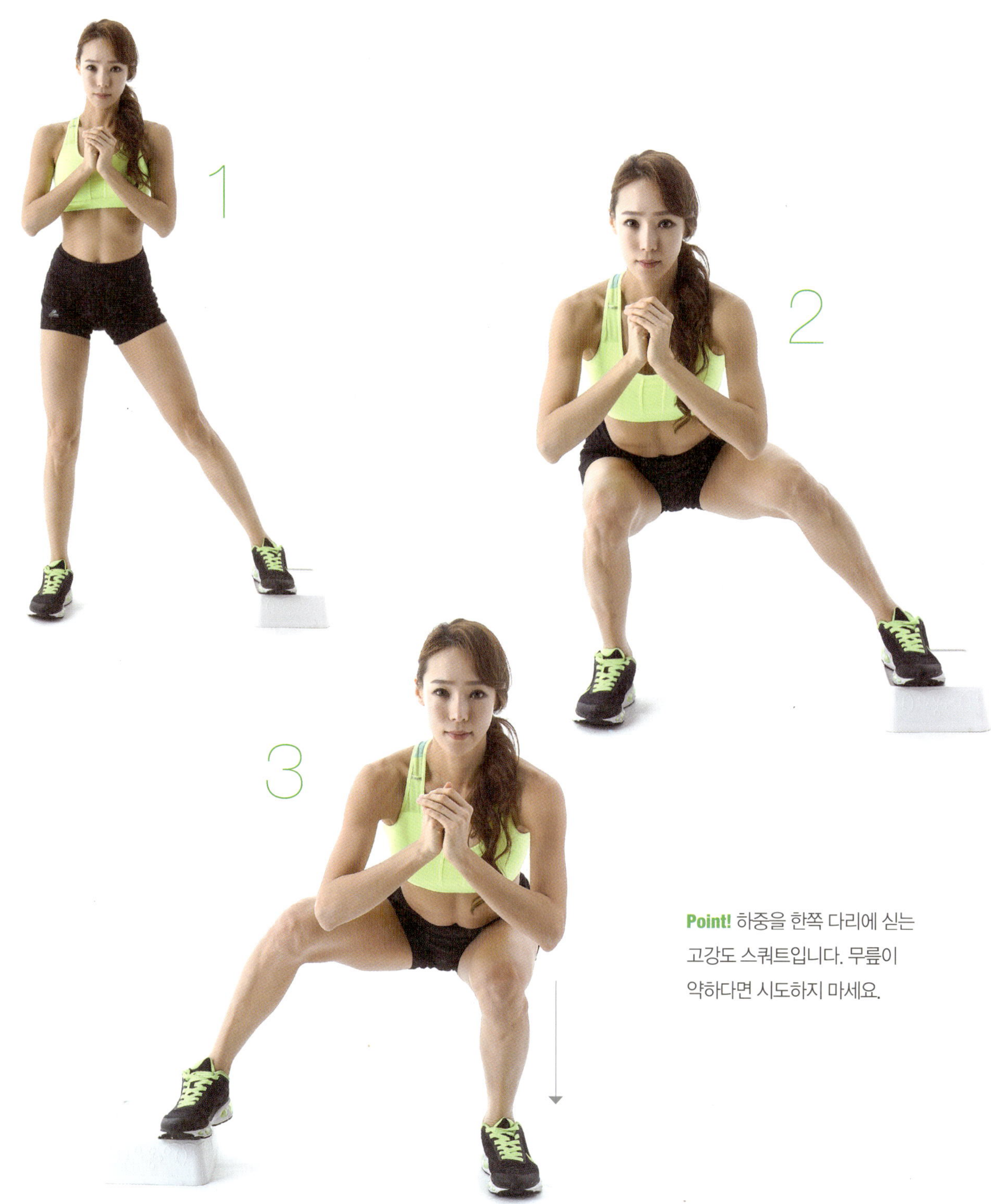

Point! 하중을 한쪽 다리에 싣는 고강도 스쿼트입니다. 무릎이 약하다면 시도하지 마세요.

크로스 런지 와이드 스쿼트

이 운동으로 하체 강화와 유산소 운동 효과를 노리세요 `세트당 15회`

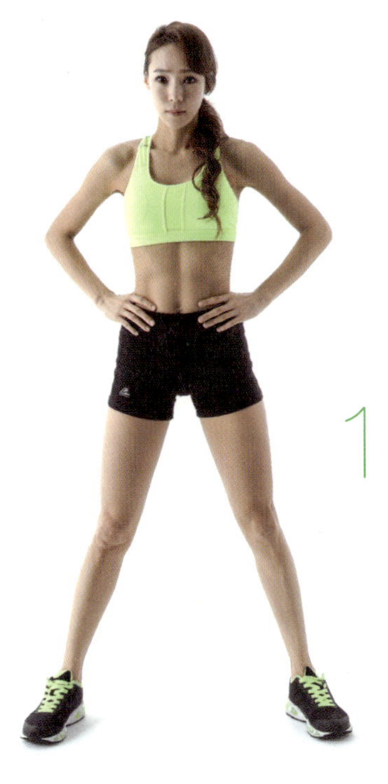

1

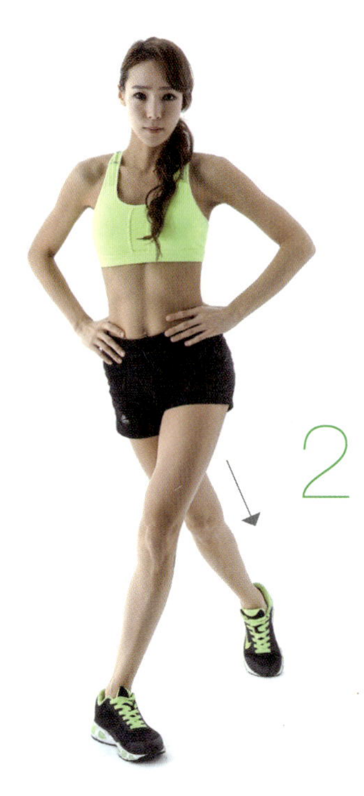

2

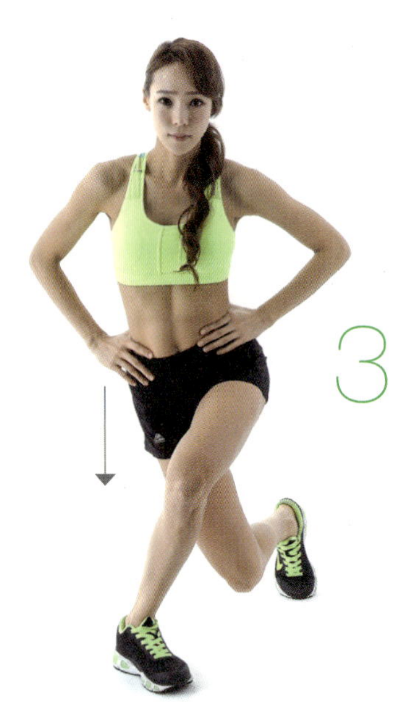

3

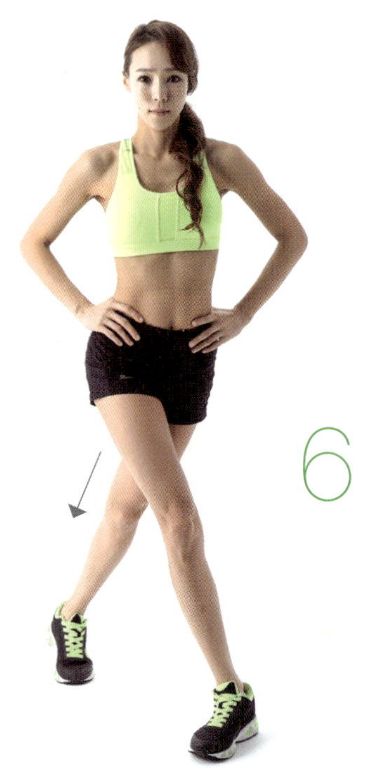

6

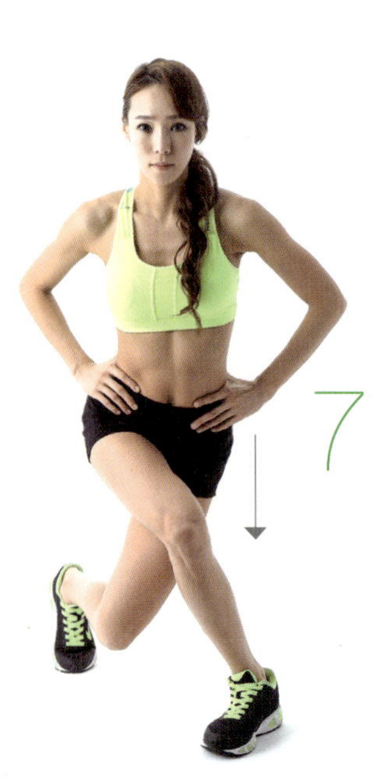

7

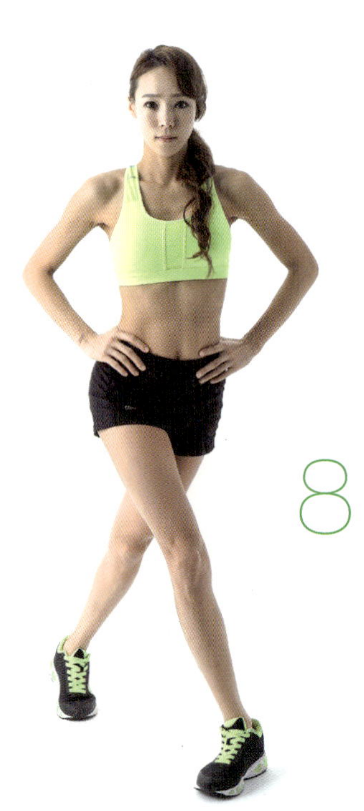

8

1 허리에 손을 올리고 발을 어깨너비 두 배로 벌리고 발끝이 바깥을 향하게 섭니다.

2 오른쪽 다리를 왼쪽 뒤로 교차해 깊게 뻗은 뒤 무릎을 직각으로 굽혔다가 준비 자세로 돌아옵니다.

6 왼쪽 다리를 오른쪽 뒤로 교차해 깊게 뻗은 뒤 무릎을 직각으로 굽혔다가 준비 자세로 돌아옵니다.

10 힙을 뒤로 빼며 무릎을 굽혀 와이드 스쿼트 자세를 취합니다.

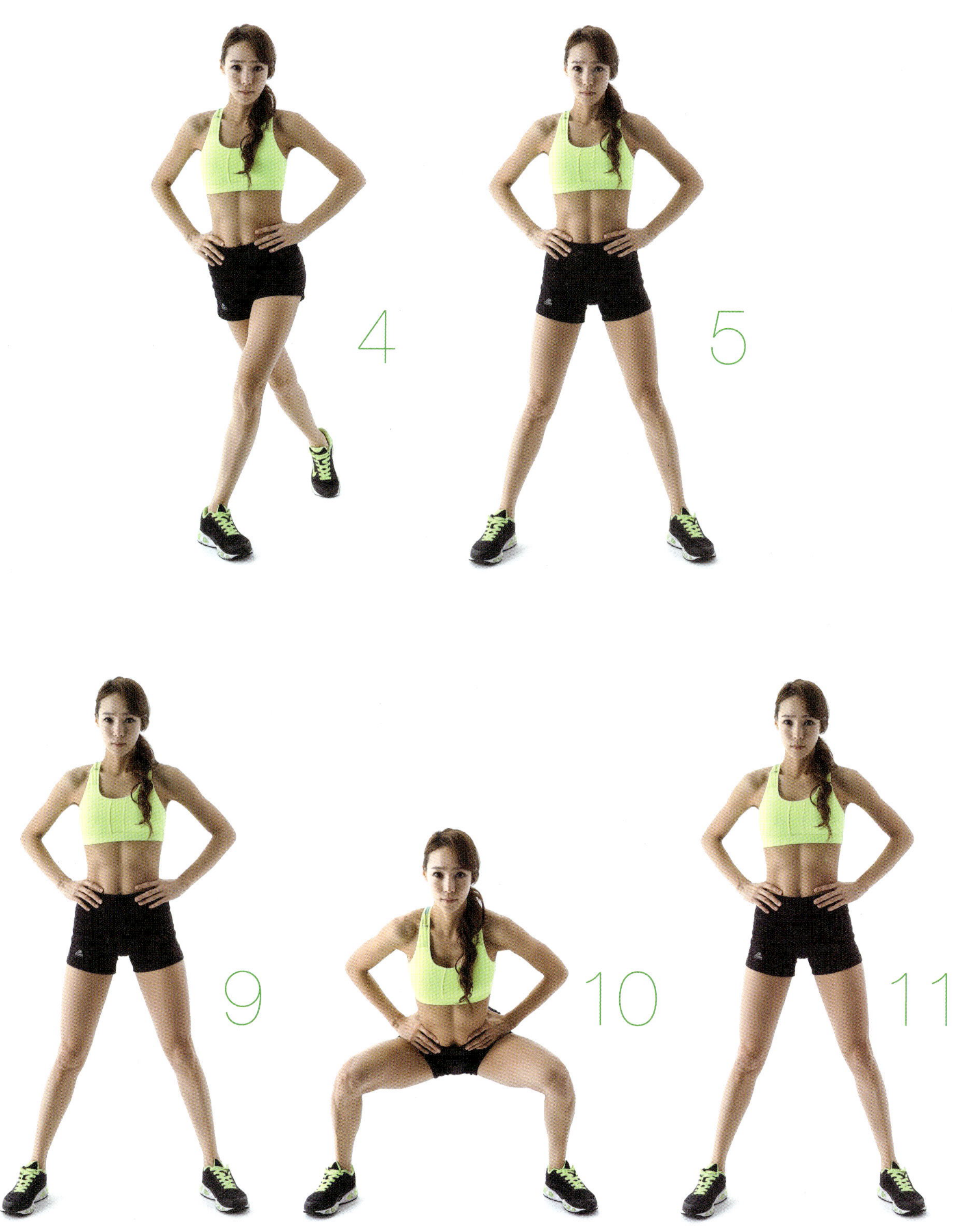

덕 워크 스쿼트

이 운동으로 하체 강화와 유산소 운동 효과를 노리세요 세트당 15회

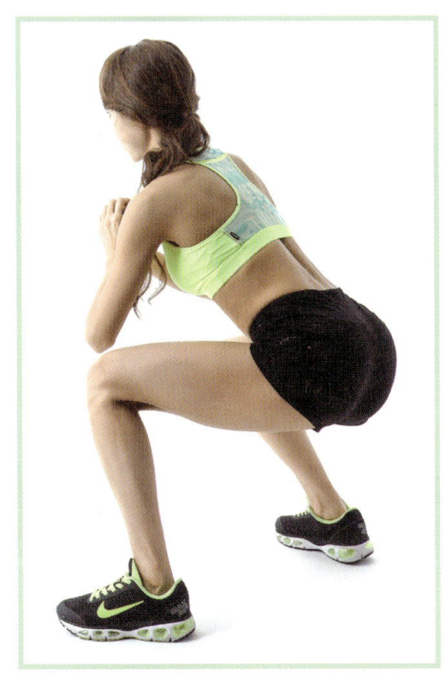

Back

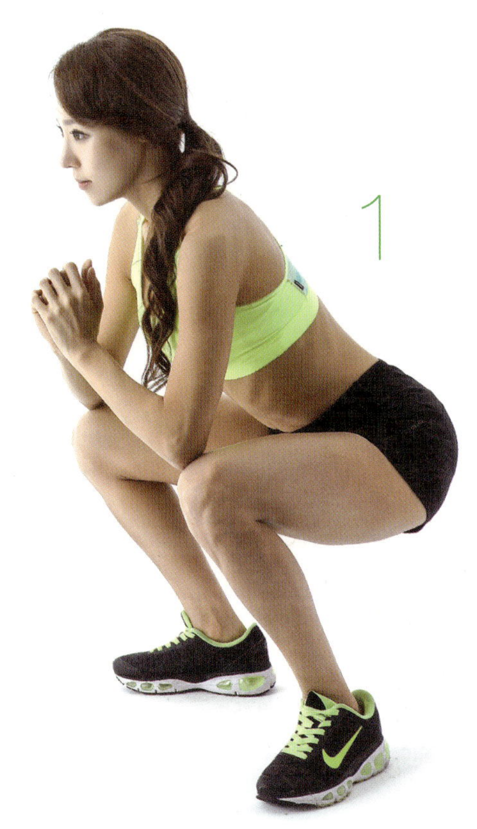

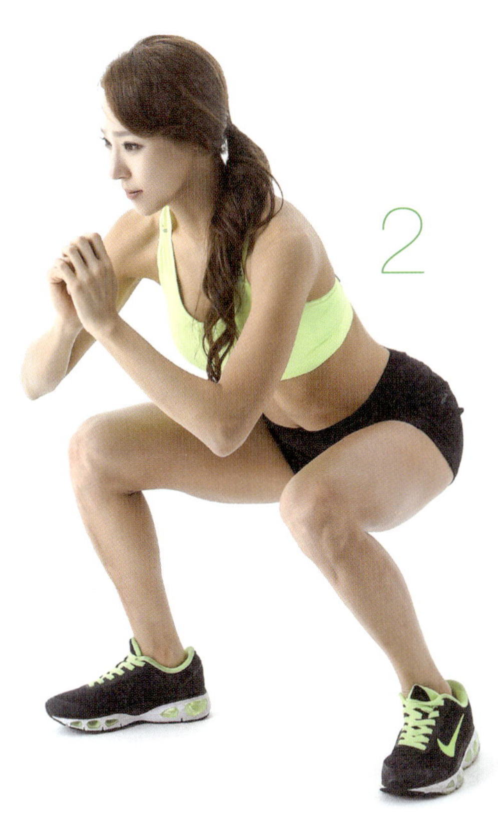

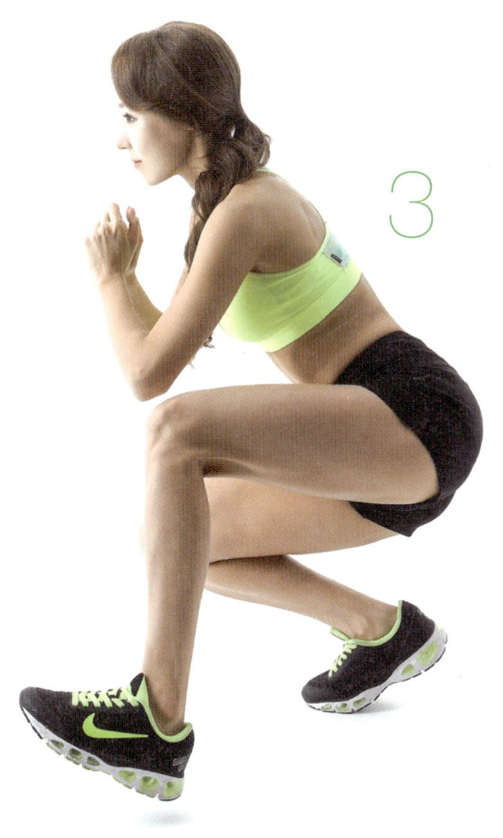

Point! 무릎을 완전히 굽히지 말고
기본 스쿼트 자세를 유지하며 이동합니다.

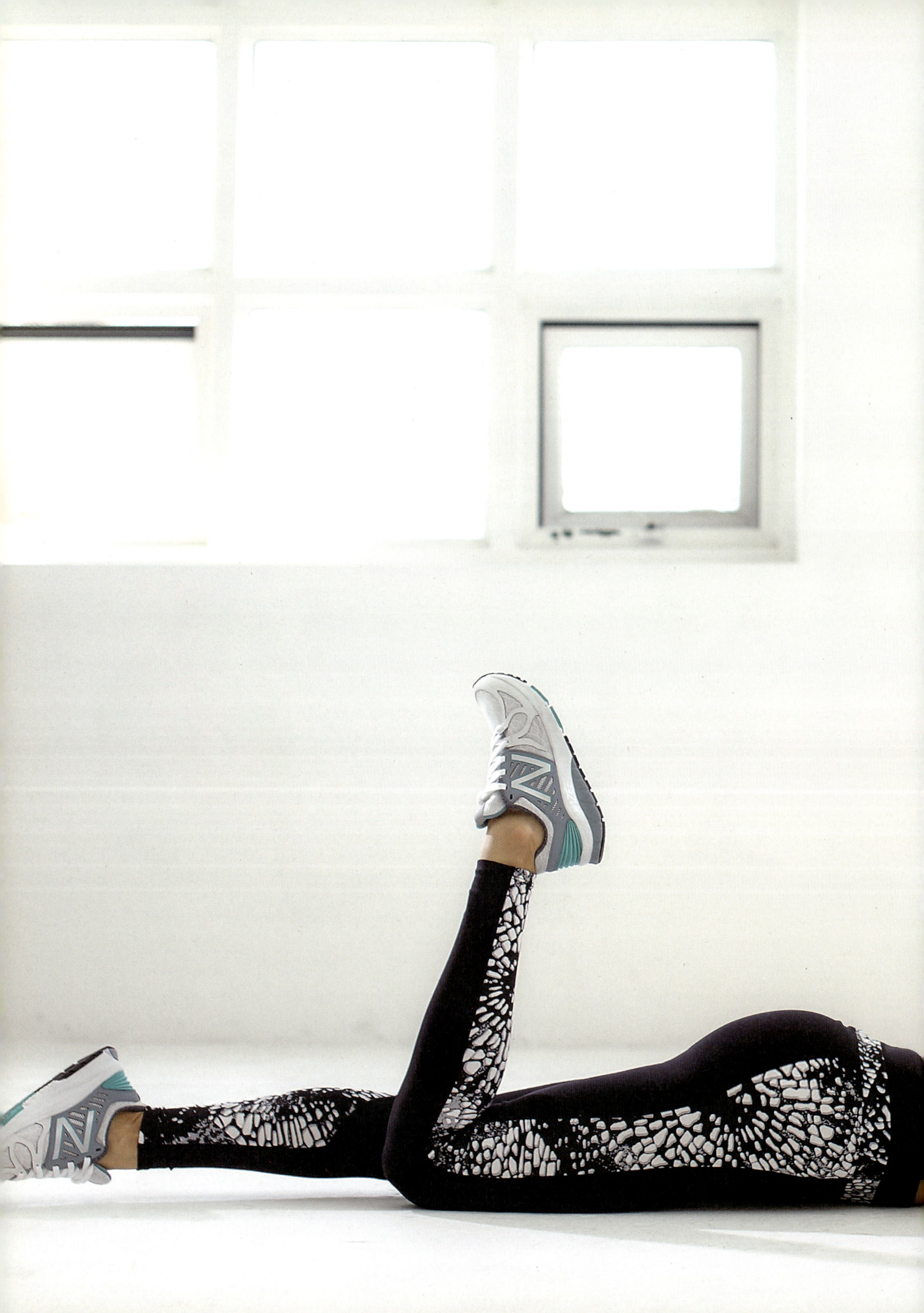

EVERYDAY GODDESS BODY

애플힙을 지키는 습관

힘들게 만든 애플힙, 바빠서 사라져버리면 그간의 수고는 말짱 꽝이 되잖아요. 매일매일 여신 몸매 유지시켜주는 운동들을 소개할게요. 유지 운동은 필요할 때마다 틈틈이 해주세요. 골반 스트레칭은 수시로 하세요. 연일 약속과 회식으로 살이 통통하게 오른 것 같을 땐 유산소 복합 운동을 합니다. 별일 없어도 일주일에 두세 번은 유지 운동을 해요. 애써 만드는 것보다 유지하는 건 훨씬 쉬워요.

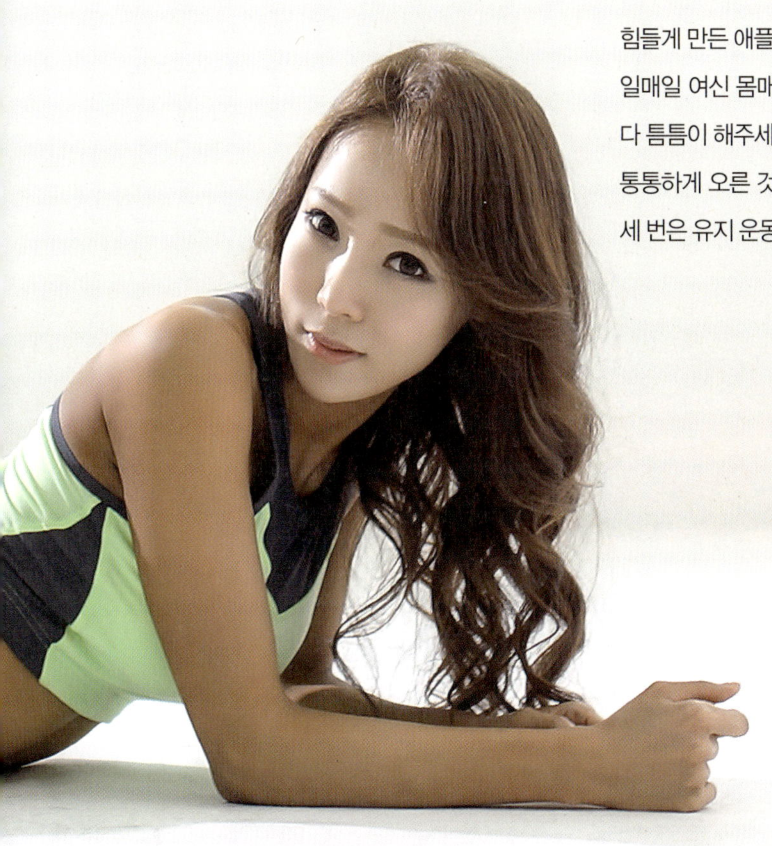

스트레칭 Lv.1

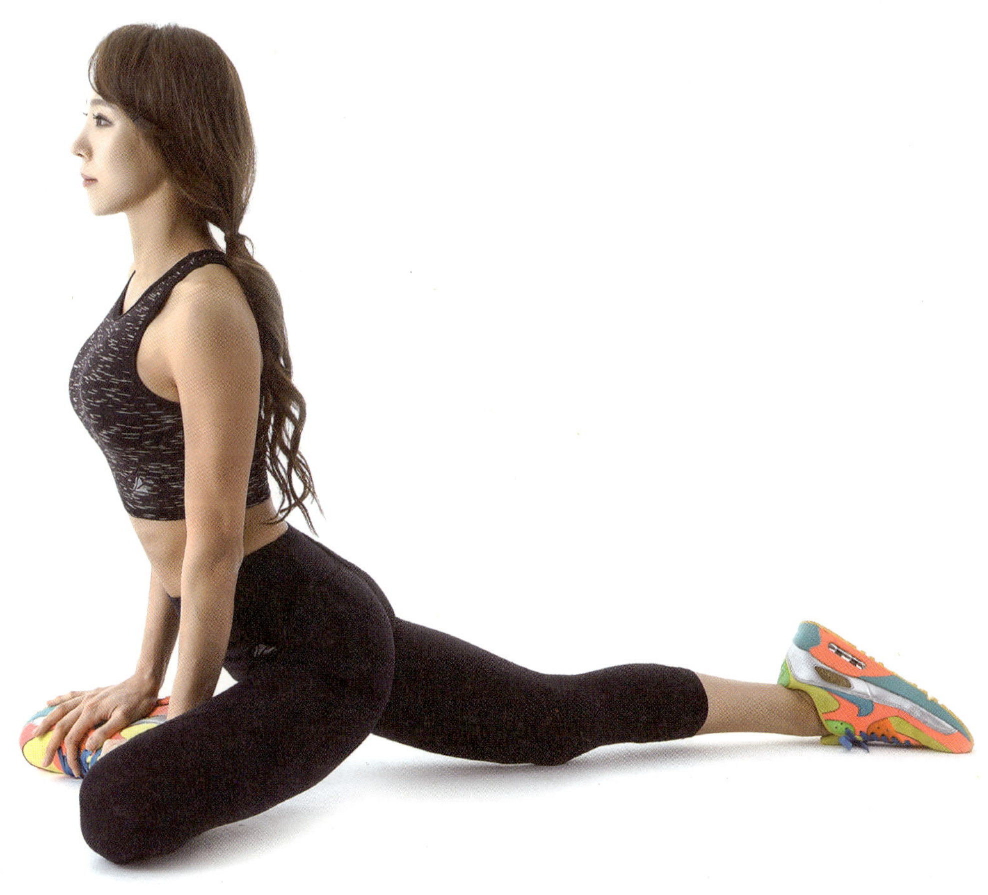

1 한쪽 다리는 양반다리를 하듯 앞으로, 한쪽 다리는 뒤로 쭉 뻗습니다.
  10초 유지 후 반대쪽도 같은 방법으로 스트레칭하세요.

아무리 탄탄한 힙이라도 골반 균형이 맞지 않다면 모양도, 높이도 달라질 수 있어요. 사람마다 다리를 꼬거나, 한쪽 다리를 짚고
서는 등의 평소 습관이 있기 때문에 몸의 균형은 계속해서 틀어집니다. 그래서 의식적으로 균형을 맞춰줘야 해요. 저는 텔레비전을
볼 때나 잠자기 전 5분을 투자해 수시로 골반 스트레칭을 합니다.

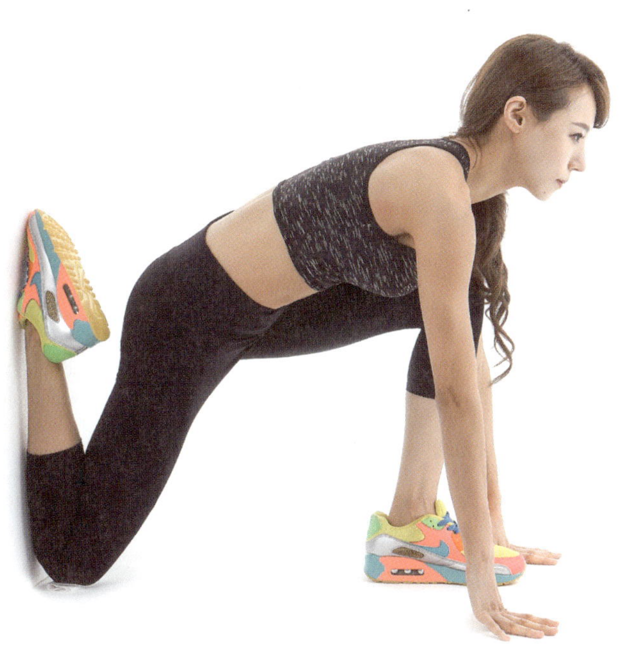

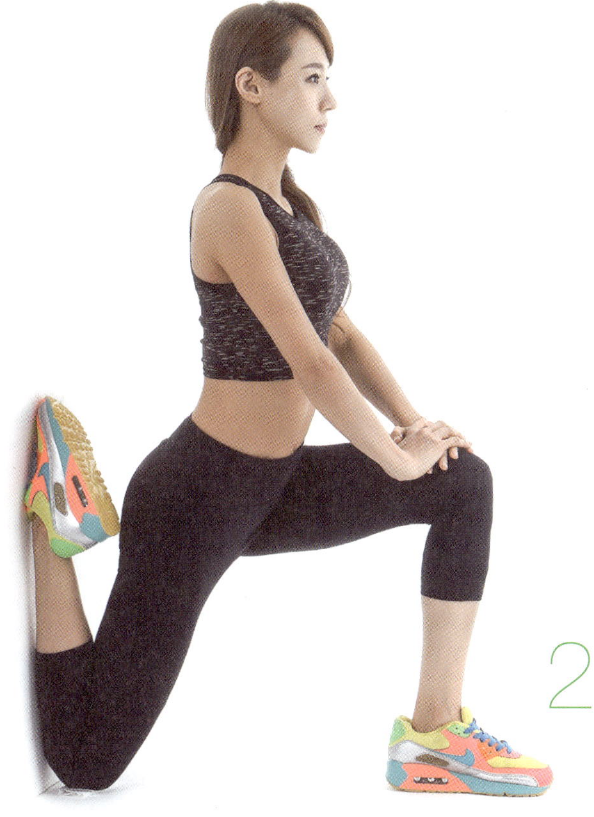

1 한쪽 다리는 앞으로 직각으로 세우고,
   한쪽 다리는 정강이를 벽에 바짝 붙입니다.
2 상체를 천천히 들어올려 힙 근육을 강화시키세요.
   10초 유지 후 반대쪽도 같은 방법으로 스트레칭하세요.

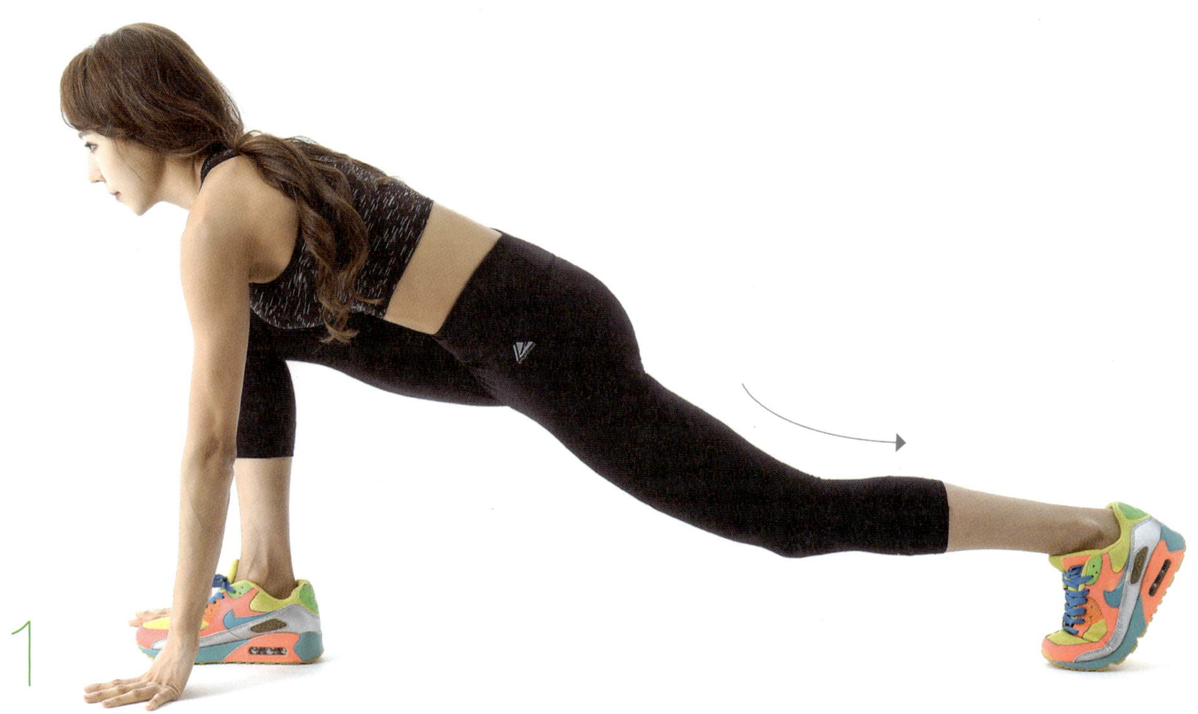

1 한쪽 다리는 앞으로 굽히고, 한쪽 다리는 뒤로 쭉 뻗습니다.(10초 유지)
2 앞 쪽 다리를 지긋이 누르며 가능한 상체를 곧게 폅니다.(10초 유지)
3 몸을 앞으로 숙여 등부터 힙까지 근육을 최대한 늘려주세요.(10초 유지)
   반대쪽도 같은 방법으로 스트레칭하세요.

2

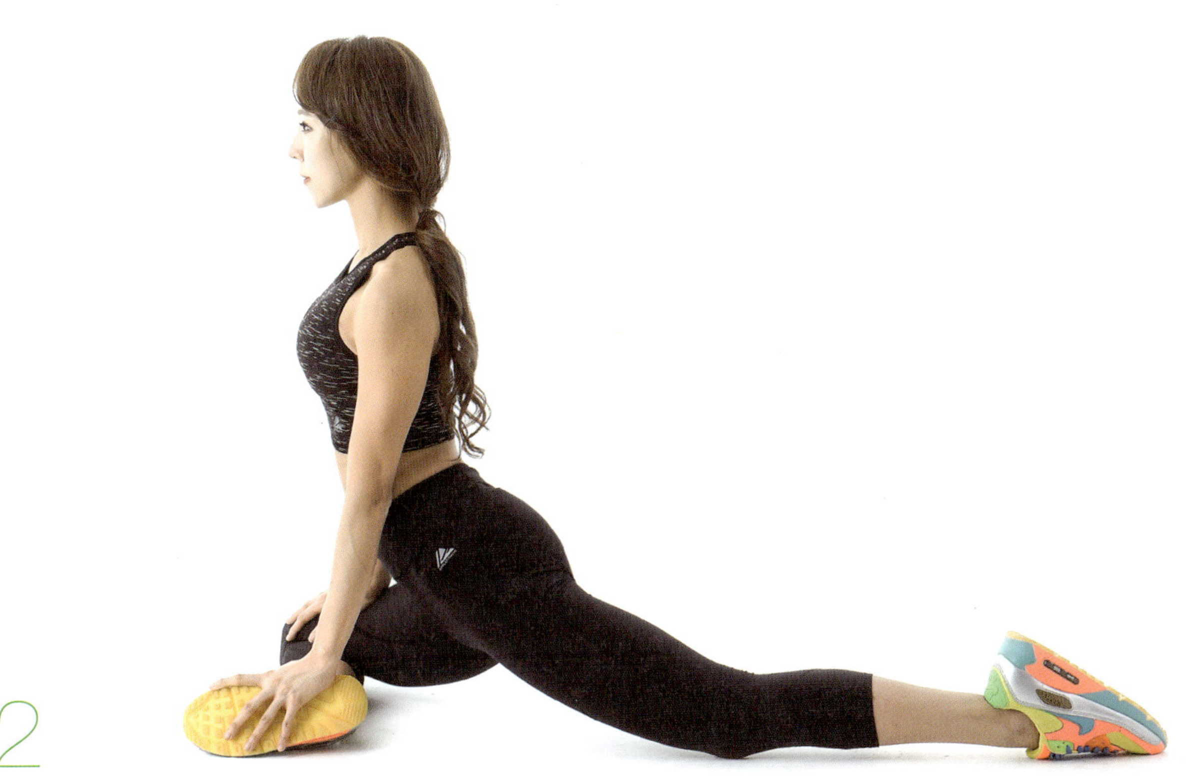

3

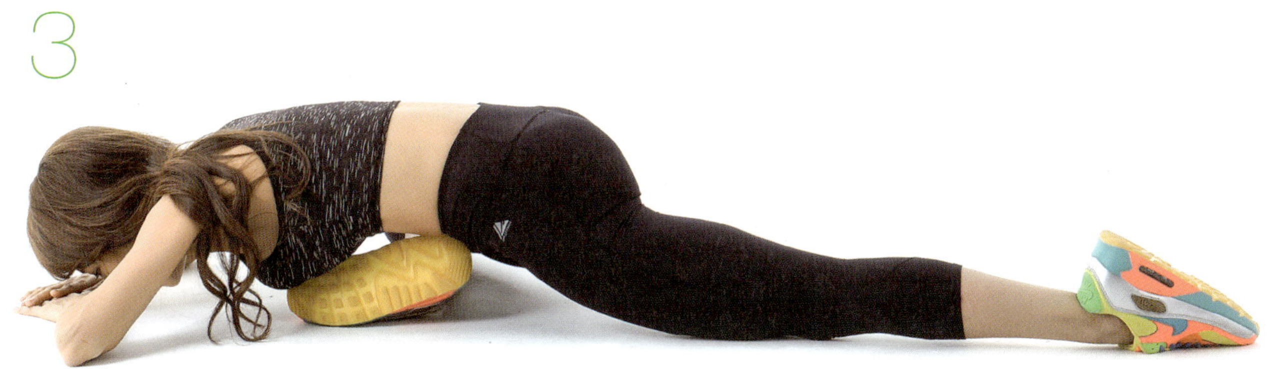

버피테스트

1 발을 어깨너비로 벌리고 바르게 섭니다.
3 자세를 낮춰 비닥에 손을 짚습니다.
4 발을 뒤로 멀리 점프해서 몸을 쭉 뻗습니다.
5 발을 다시 점프해서 쪼그려 앉은 자세로 돌아옵니다.
6 몸을 위로 쭉 뻗으며 제자리에서 높이 점프합니다.

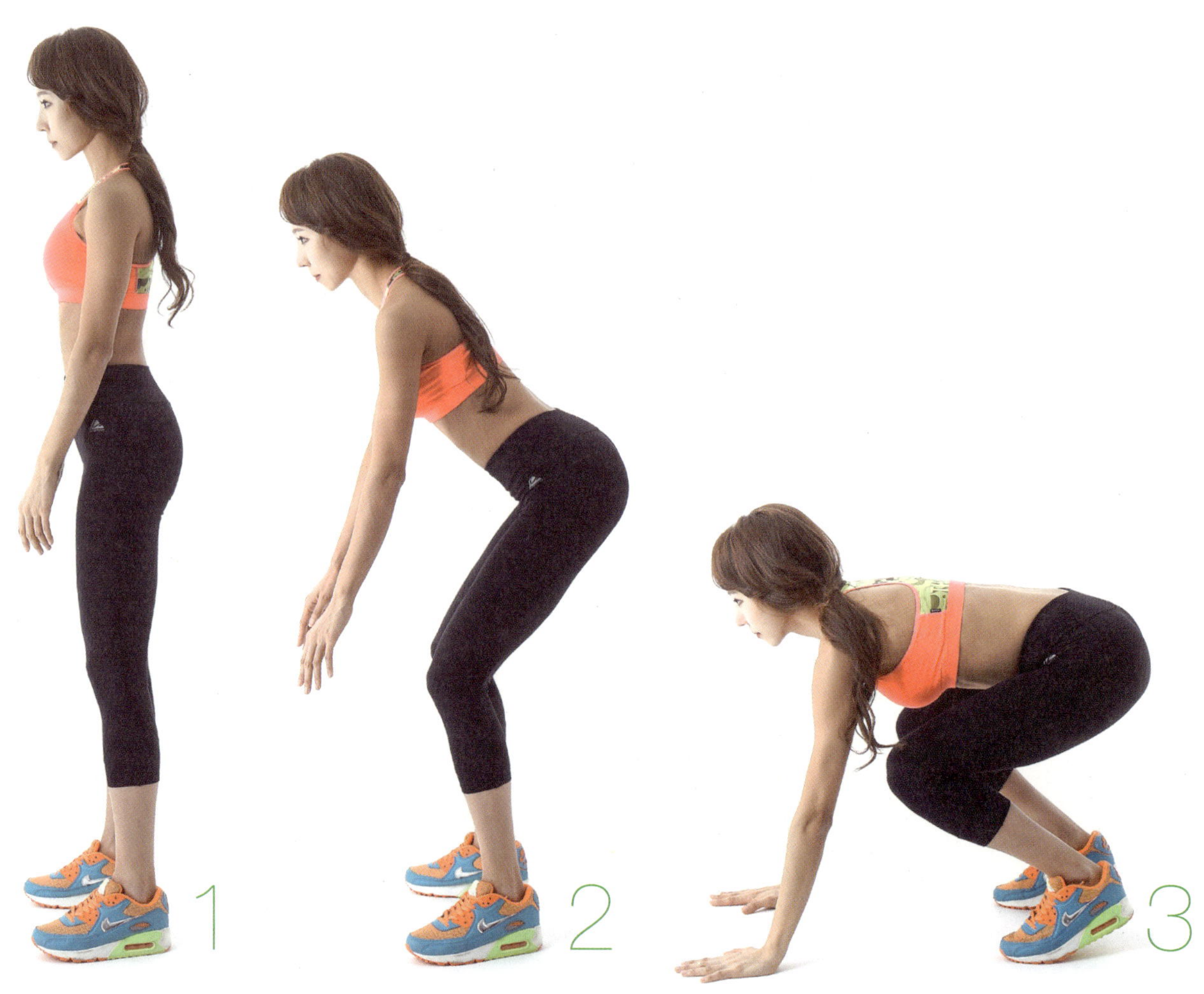

앞서 소개한 애플힙 3주 운동 중에서 유산소 운동과 애플힙 효과를 동시에 노릴 수 있는 동작으로 구성된 프로그램이에요.

며칠간 어쩔 수 없이 많이 먹고 운동을 하지 못했다면, 또는 좀 더 돋보이고 싶은 날 이 프로그램을 통해 바짝 조이세요.

지방은 줄이고 힙은 예뻐지는 일석이조 효과를 느끼실 수 있을 거예요. 세트당 10회 이상, 3세트 이상 하세요.

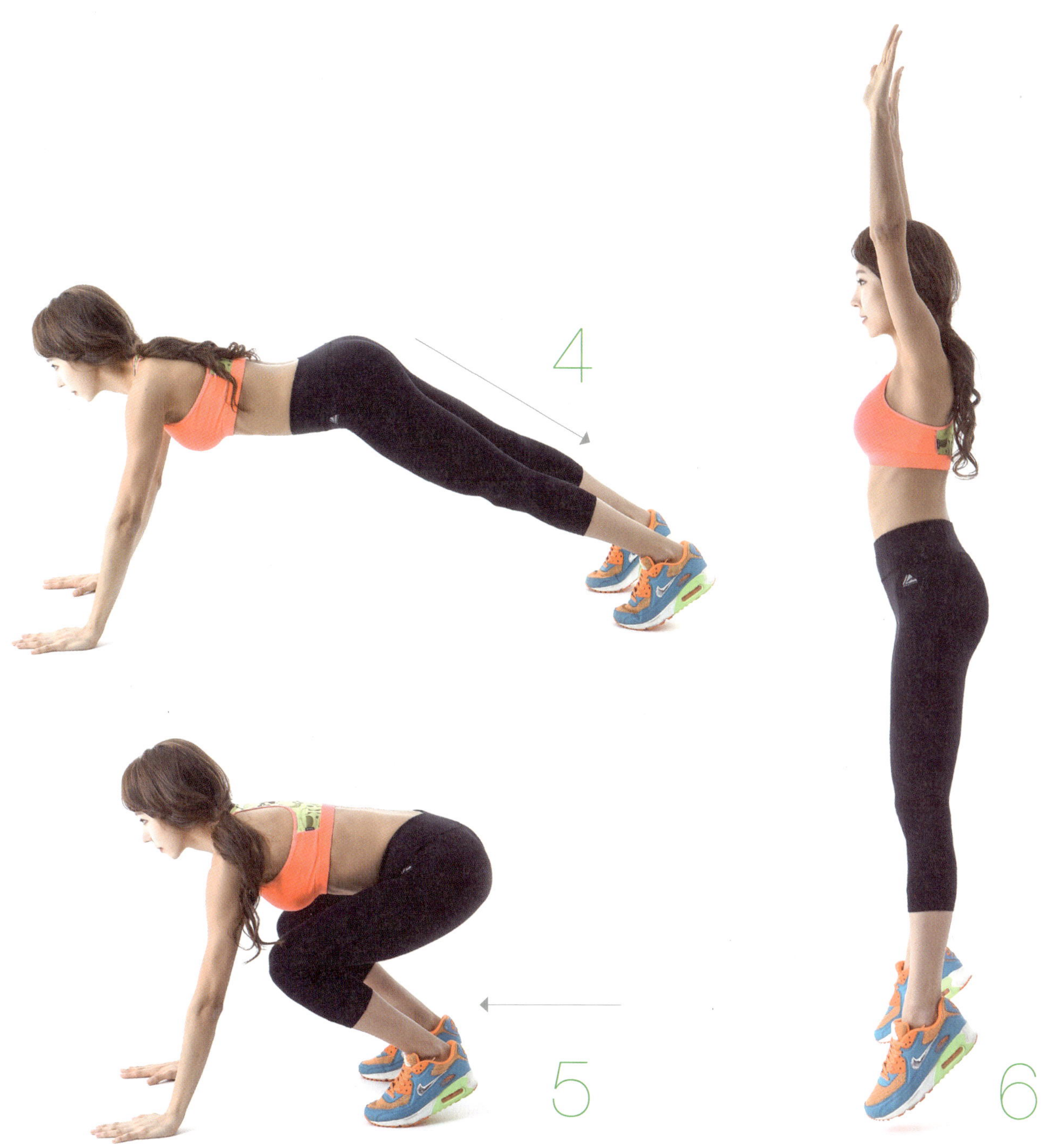

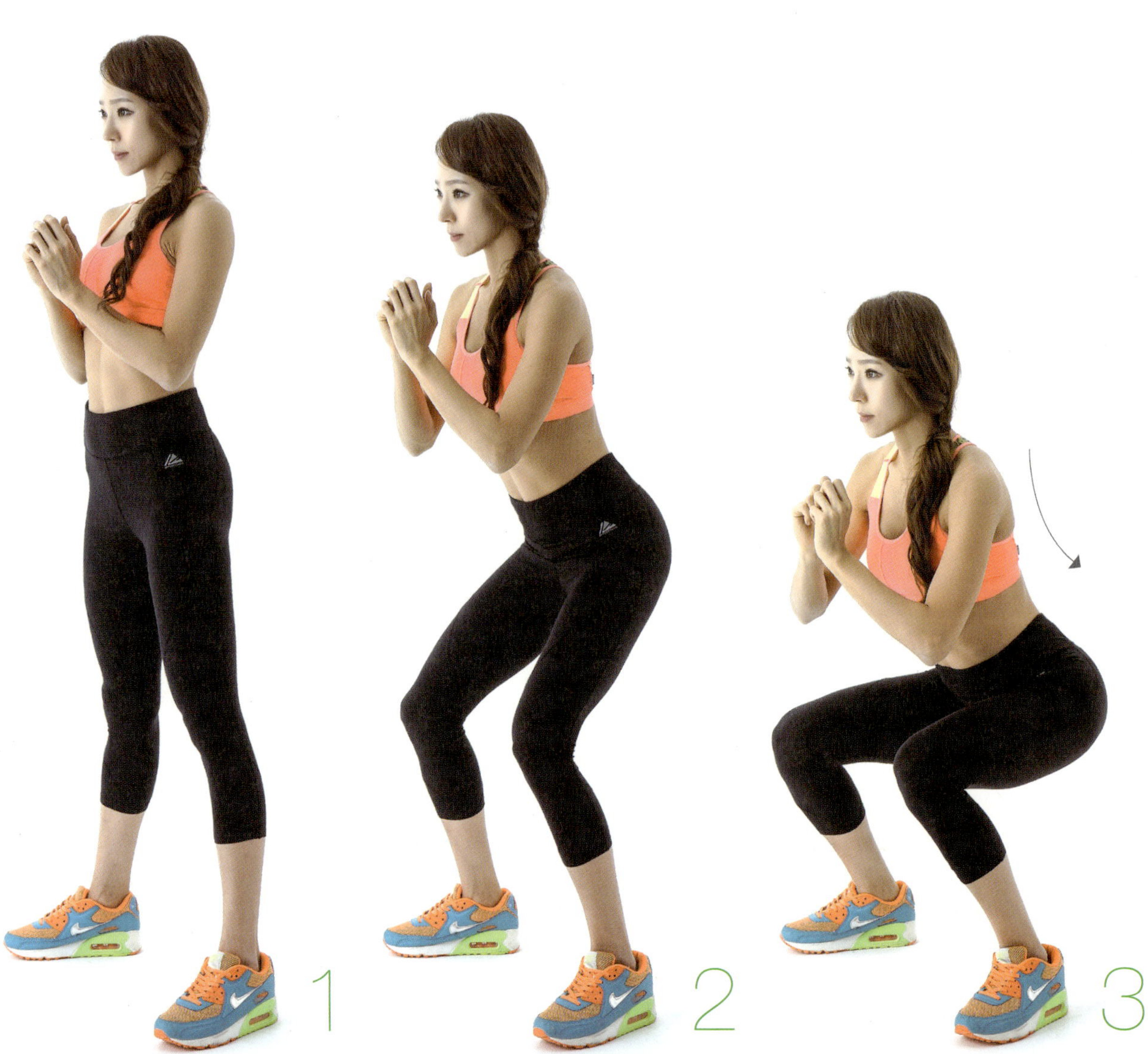
1
2
3

1 양손을 모으고 발은 어깨너비보다 넓게 벌리고 바깥쪽을 향하게 벌리고 섭니다.

3 힙을 뒤로 빼며 무릎을 굽혀 스쿼트 자세를 취하세요.

5 몸을 펴며 공중으로 높이 뜁니다.

6 착지와 동시에 힙을 뒤로 빼며 무릎을 굽혀 스쿼트 자세로 돌아옵니다.(1회)

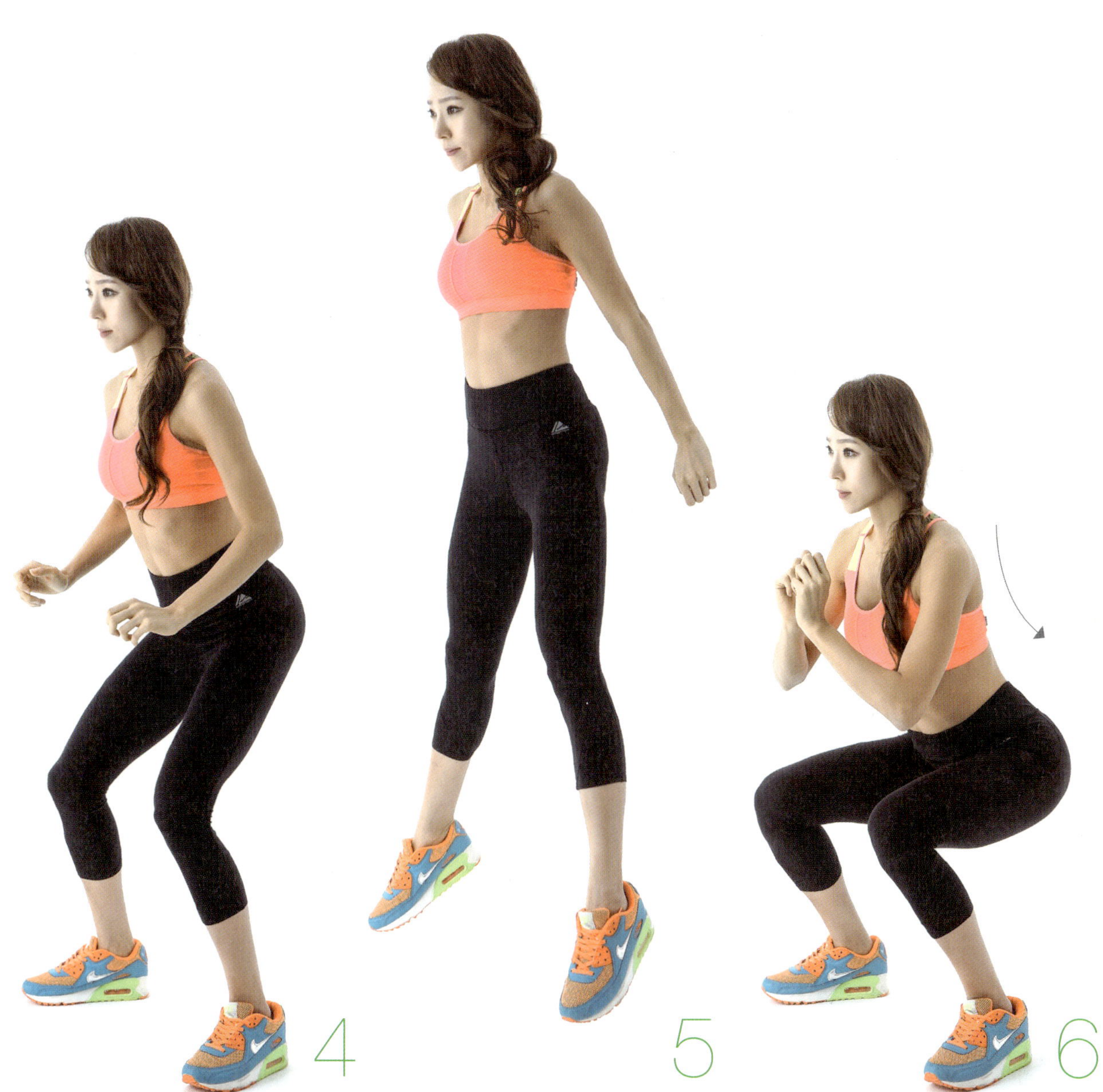

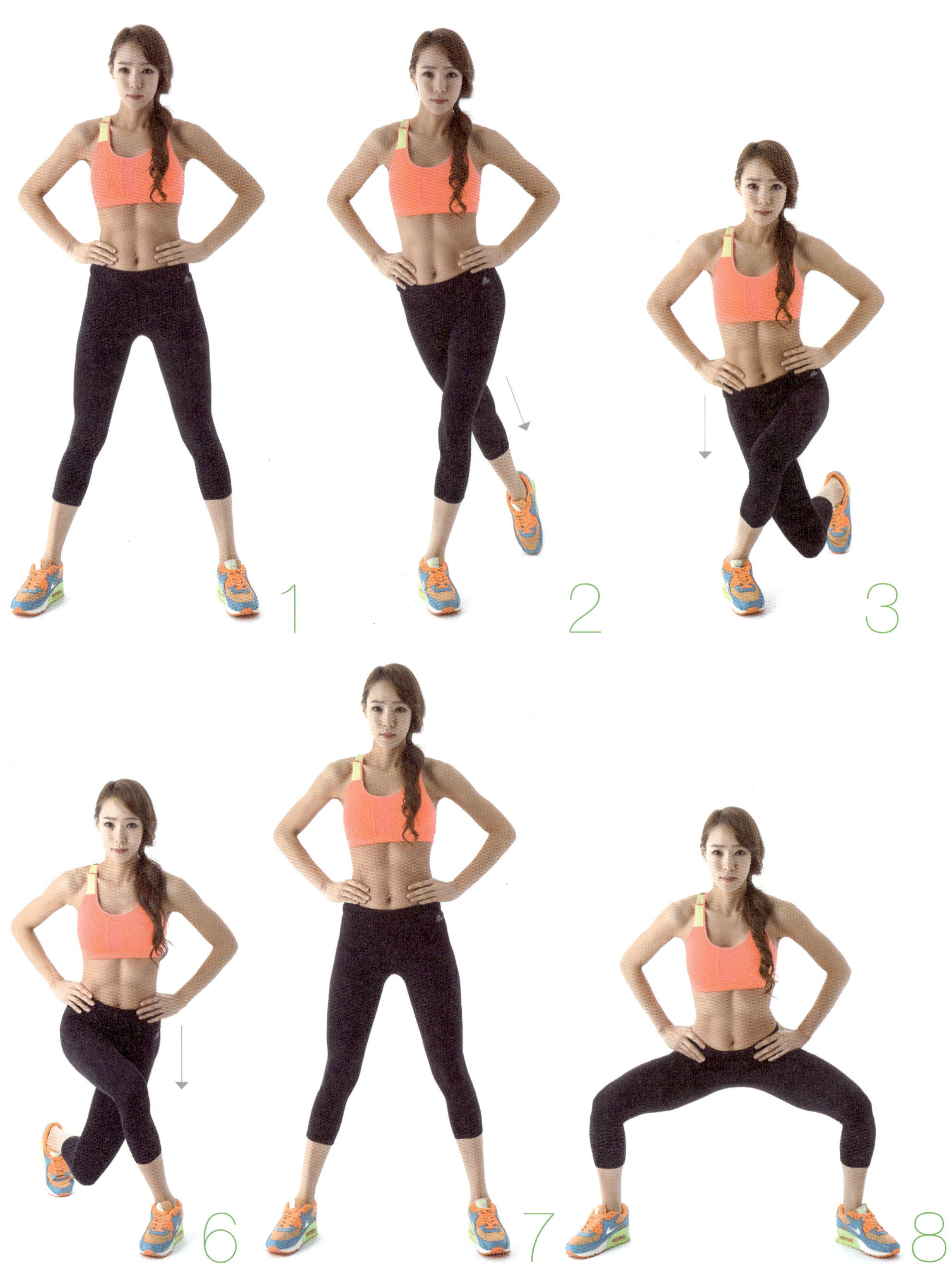

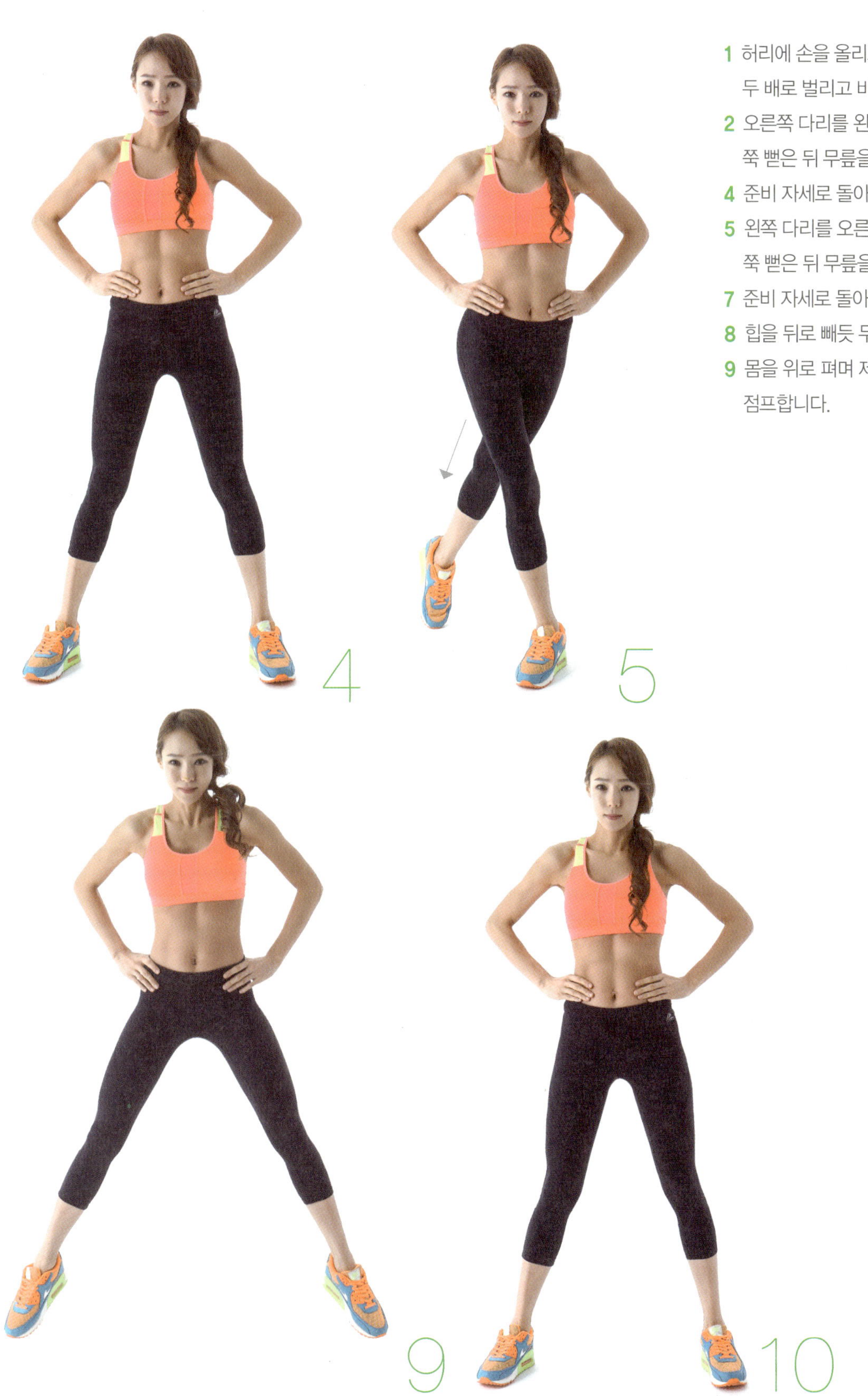

1 허리에 손을 올리고 발은 어깨너비
  두 배로 벌리고 바깥쪽을 향합니다.
2 오른쪽 다리를 왼쪽 뒤로 깊게
  쭉 뻗은 뒤 무릎을 굽힙니다.
4 준비 자세로 돌아옵니다.
5 왼쪽 다리를 오른쪽 뒤로 깊게
  쭉 뻗은 뒤 무릎을 굽힙니다.
7 준비 자세로 돌아옵니다.
8 힙을 뒤로 빼듯 무릎을 굽힙니다.
9 몸을 위로 펴며 제자리에서
  점프합니다.

체스트 덩키 킥

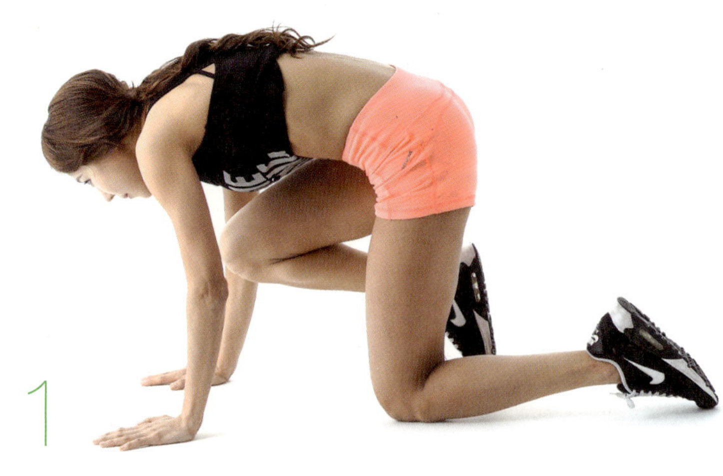

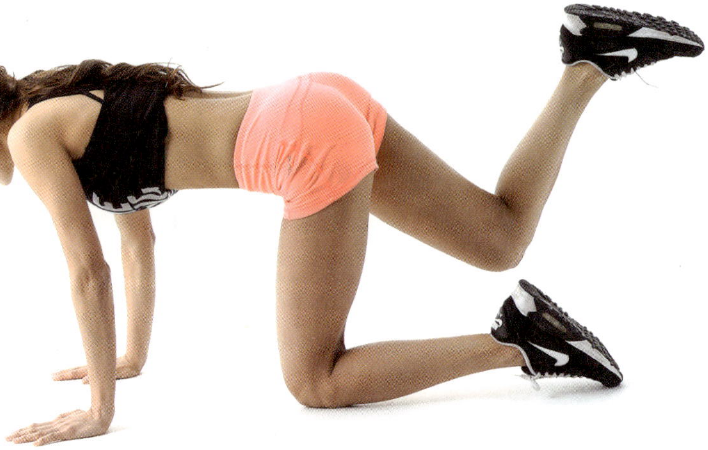

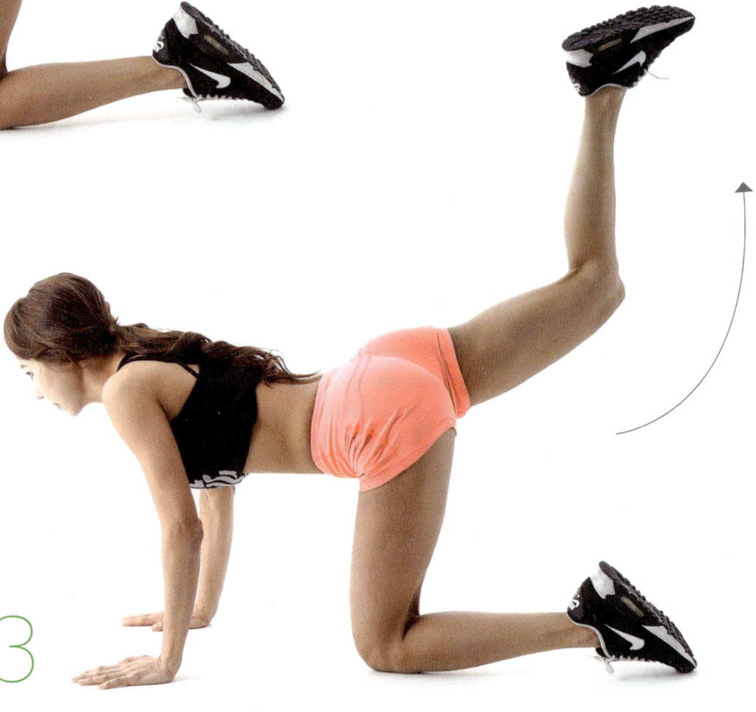

열심히 만든 애플힙을 유지하기 위한 프로그램이에요. 제가 집에서 늘 즐겨하는 운동으로,
일주일에 두세 번 긴장감이 필요하다고 느낄 때 이 동작들을 3~5세트 운동해요.
가장 중요한 것은 애플힙을 만드는 것보다 유지하는 거잖아요. 각 10회 이상, 3세트 이상 하세요.

1 바닥에 엎드려 무릎을 어깨너비로 벌린 후 가슴 쪽으로 당깁니다.

2 천천히 자극을 느끼며 뒤로 뻗습니다.(1회)

4 다시 무릎을 가슴 쪽으로 끌어당겼다가 뒤로 뻗습니다.(2회)

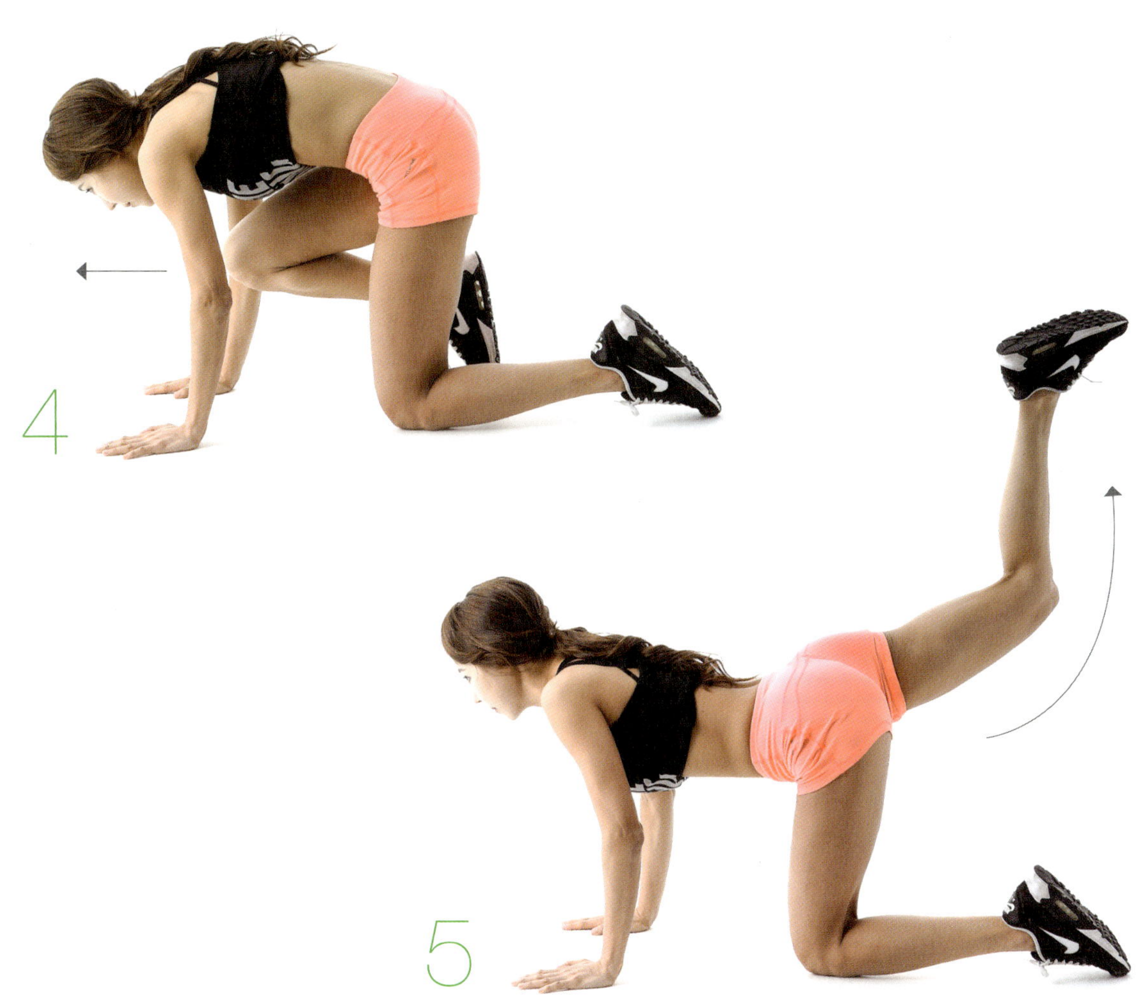

하이 덩키 킥

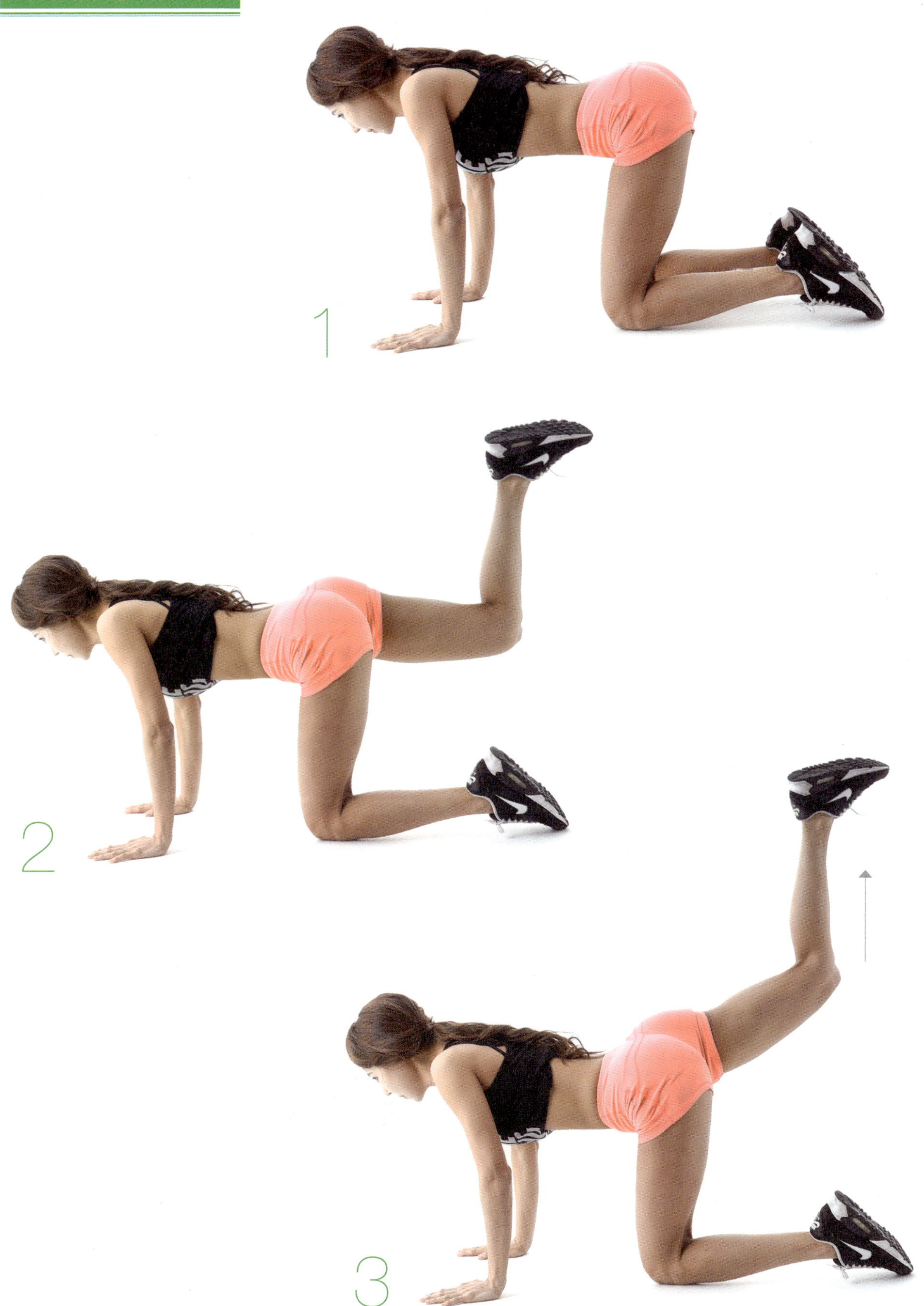

1 무릎을 대고 엎드립니다. 무릎은 어깨너비로 벌립니다.

2 무릎을 굽힌 채 다리를 뒤로 뻗어 직각을 유지합니다.

3 힙과 허벅지 근육의 긴장을 느끼며 위로 강하게 끌어올립니다. (1회)

4 다리를 직각으로 내렸다가 다시 강하게 끌어올립니다. (2회)

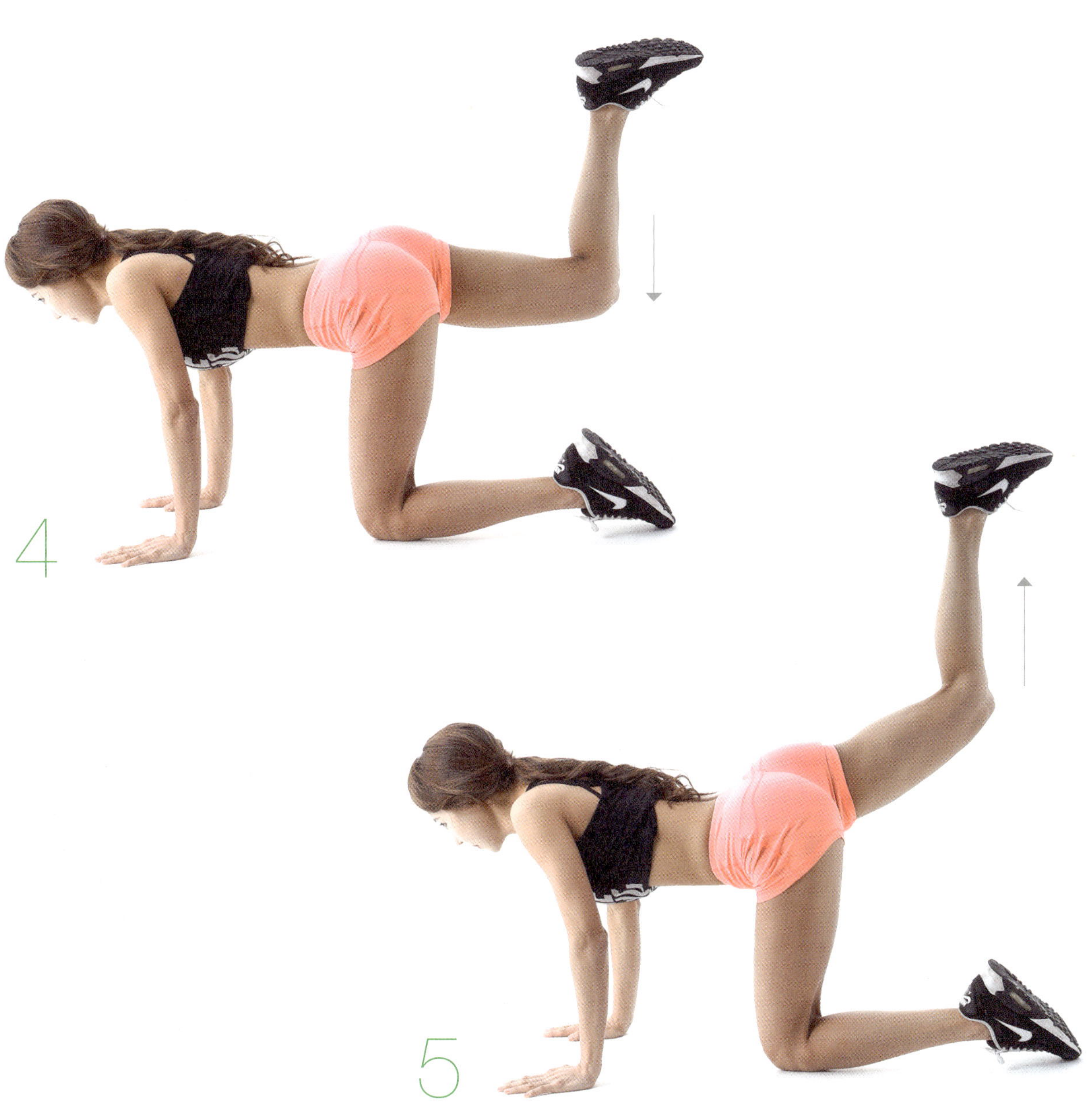

힙 브리지

1 바닥에 누워 무릎을 굽히고 발을 어깨너비로 벌립니다.

2 힙을 위로 들어 몸을 일자로 만들어 3초간 유지합니다.

3 다시 천천히 원래 자세로 돌아갑니다.

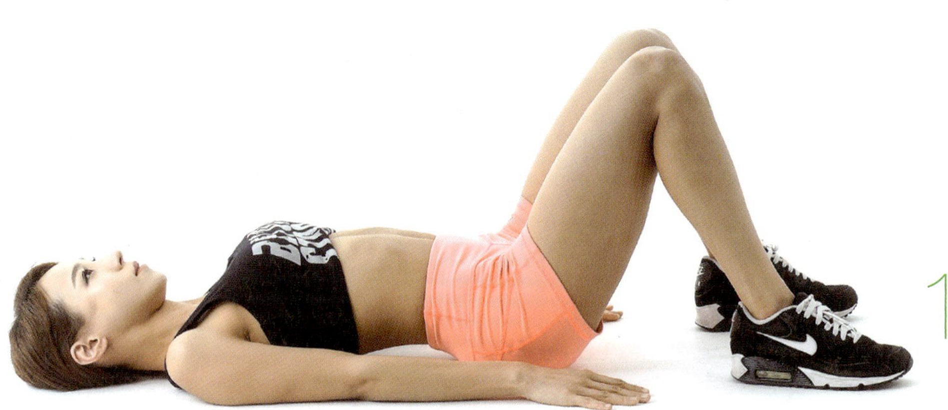

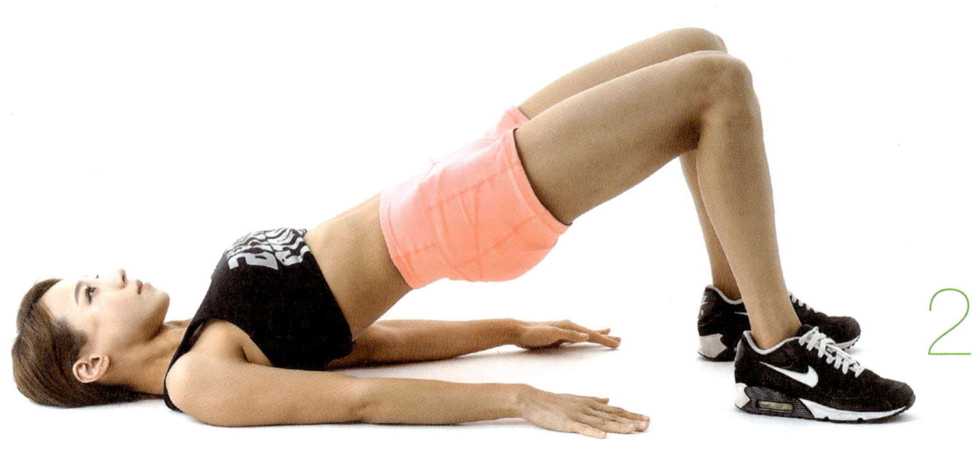

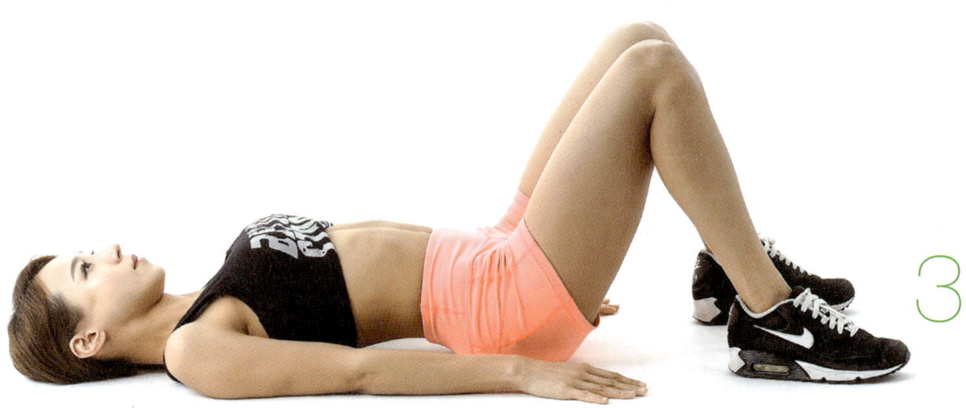

1 다리를 어깨너비 두 배로 벌리고 두꺼운 책이나 박스를 밟습니다.

2 책을 밟지 않은 다리에 무게중심을 두고 무릎이 직각이 될 때까지 내려가세요.

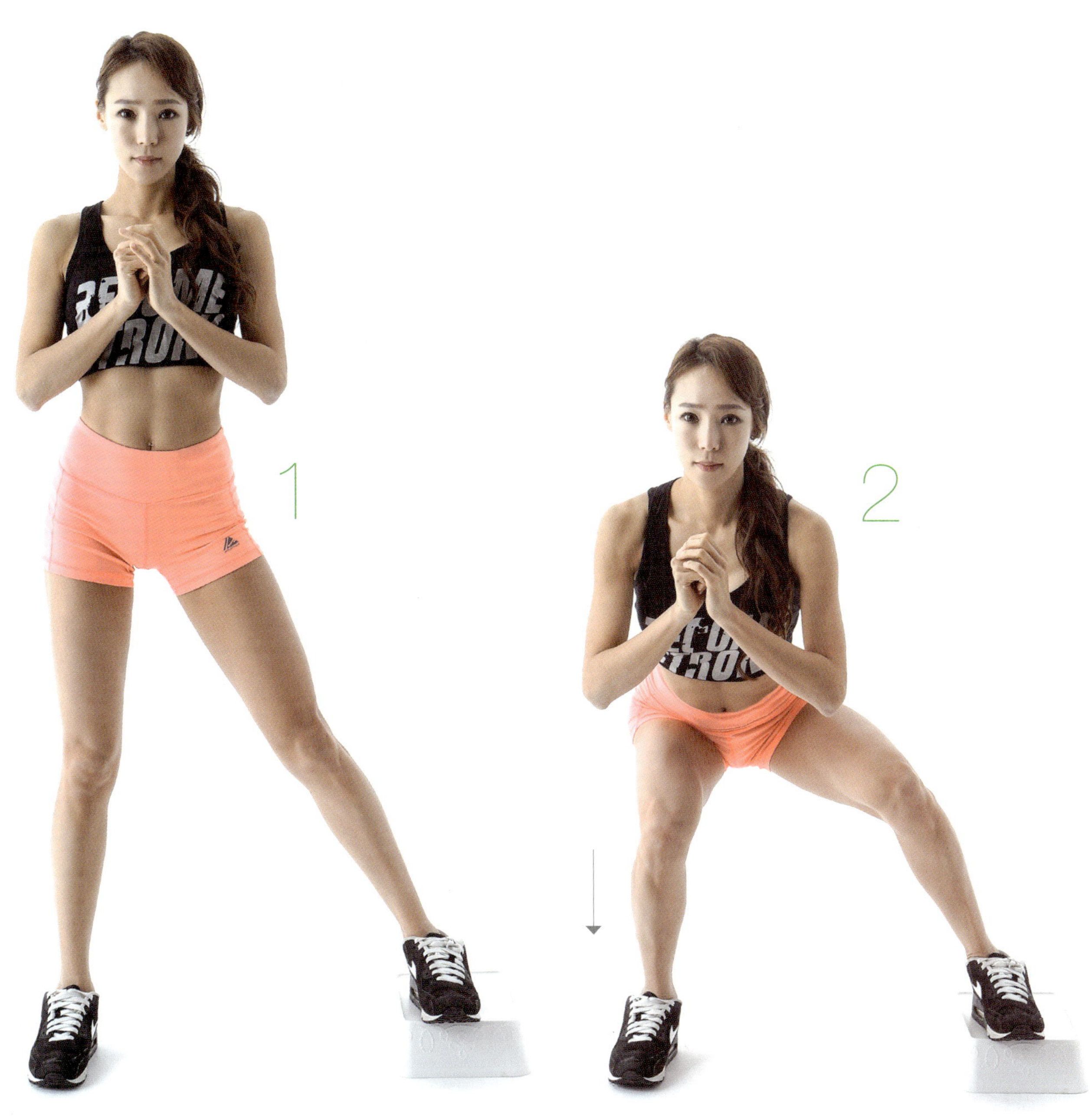

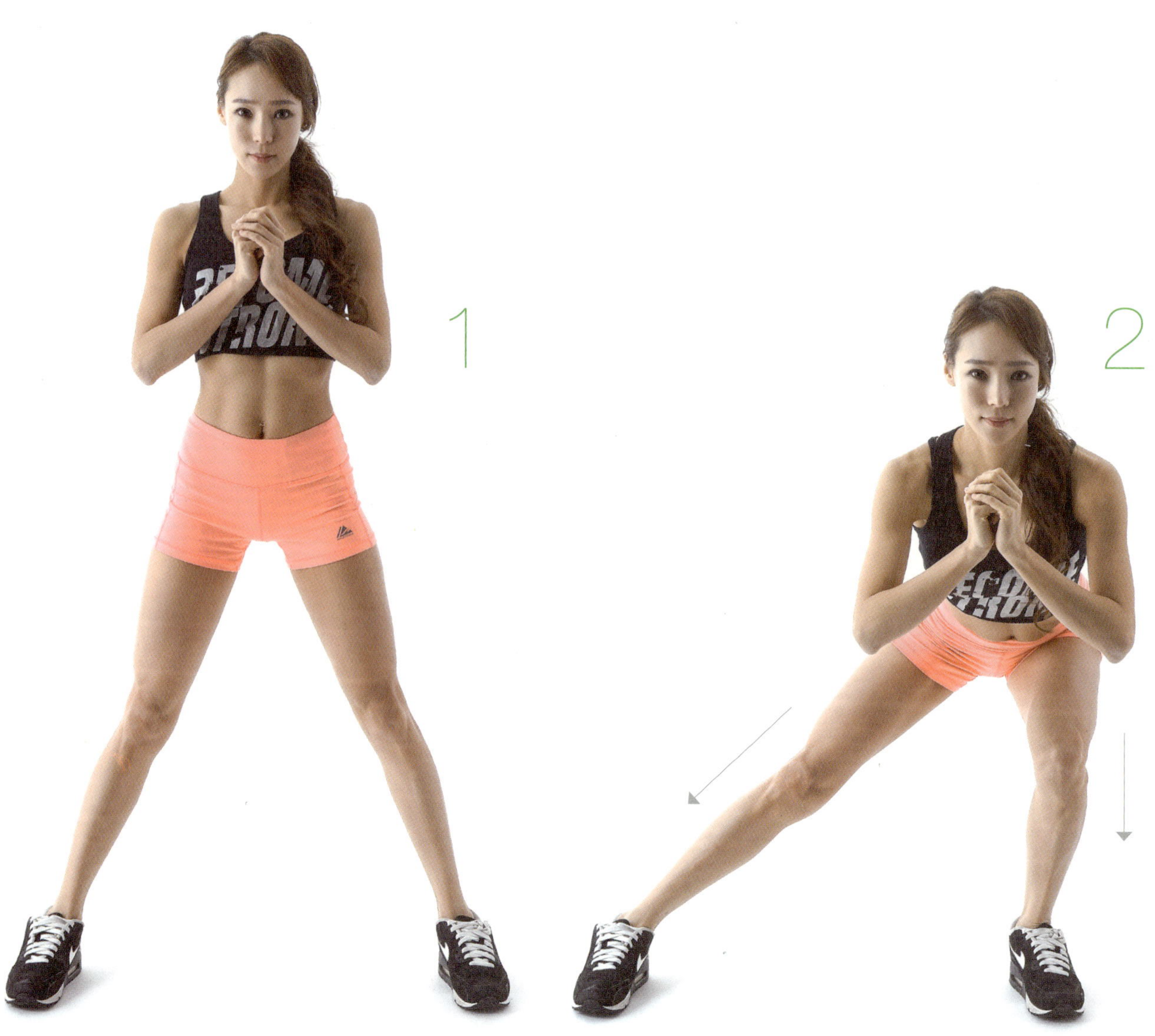

1
2

1 양발을 어깨너비 2배로 벌리고 섭니다.

2 힙을 뒤로 빼면서 왼쪽 무릎은 90도로 굽히고 오른쪽 발은 옆으로 뻗습니다.

3 원자세로 돌아왔다가 반대쪽 운동을 합니다.(1회)

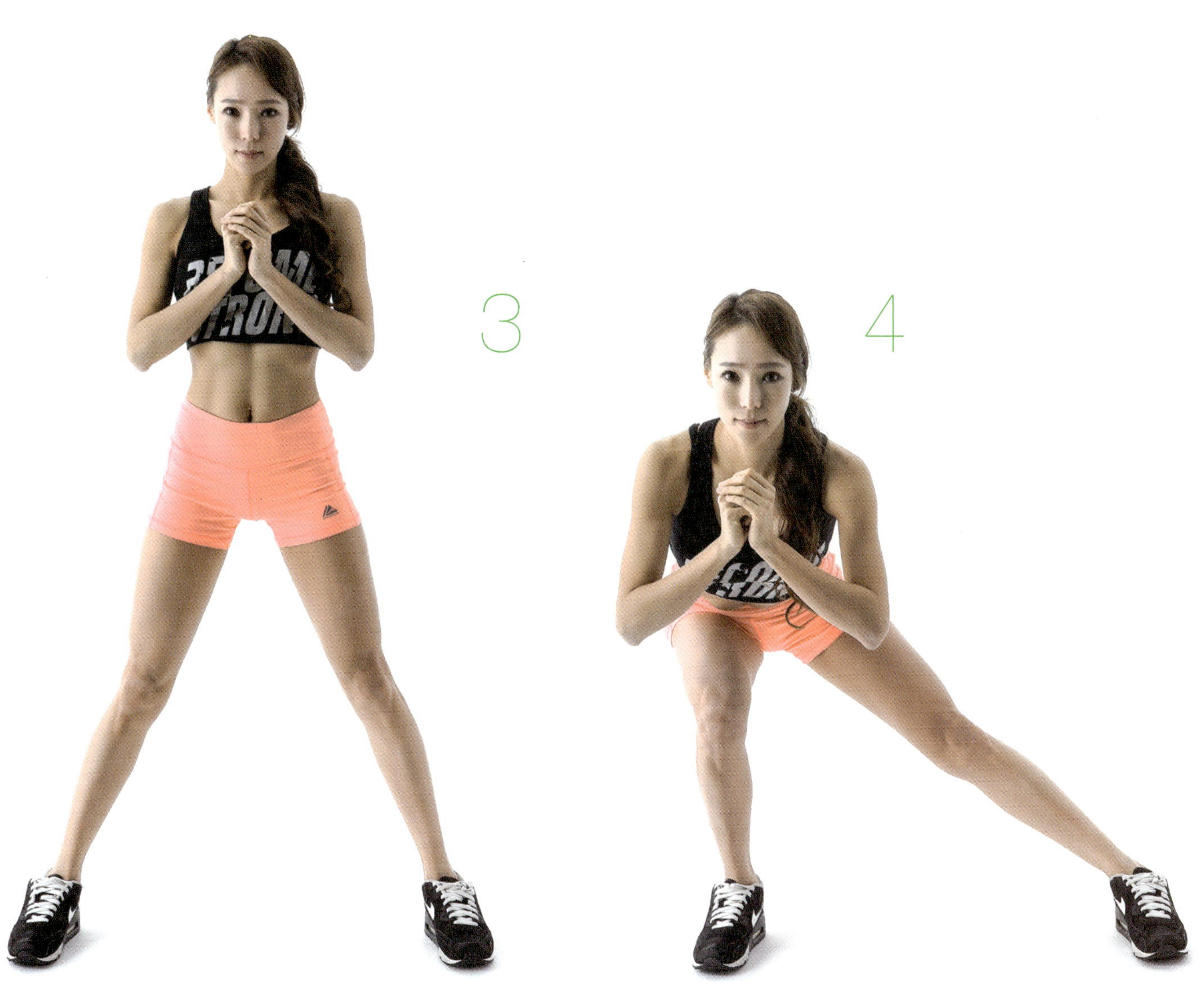

점프 스쿼트

1 양손을 모으고 발은 어깨너비보다 넓게 벌리고 바깥쪽을 향하게 섭니다.
2 힙을 뒤로 빼며 무릎을 굽혀 스쿼트 자세를 취하세요.
4 몸을 펴며 공중으로 높이 뜁니다.
5 착지와 동시에 힙을 뒤로 빼며 무릎을 굽혀 스쿼트 자세로 돌아옵니다.(1회)
6 다시 몸을 펴며 공중으로 높이 뜁니다.

1
2
3

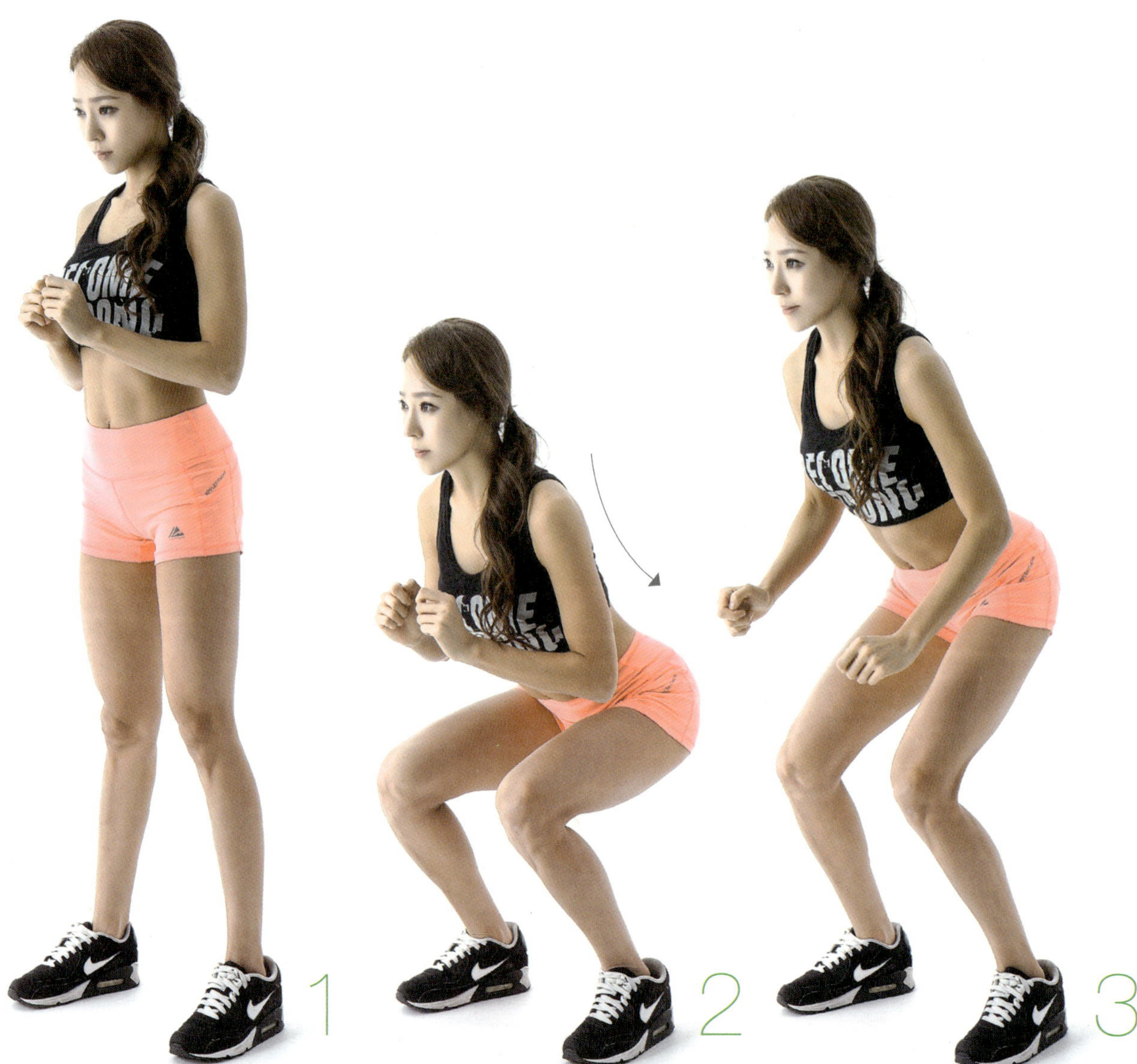

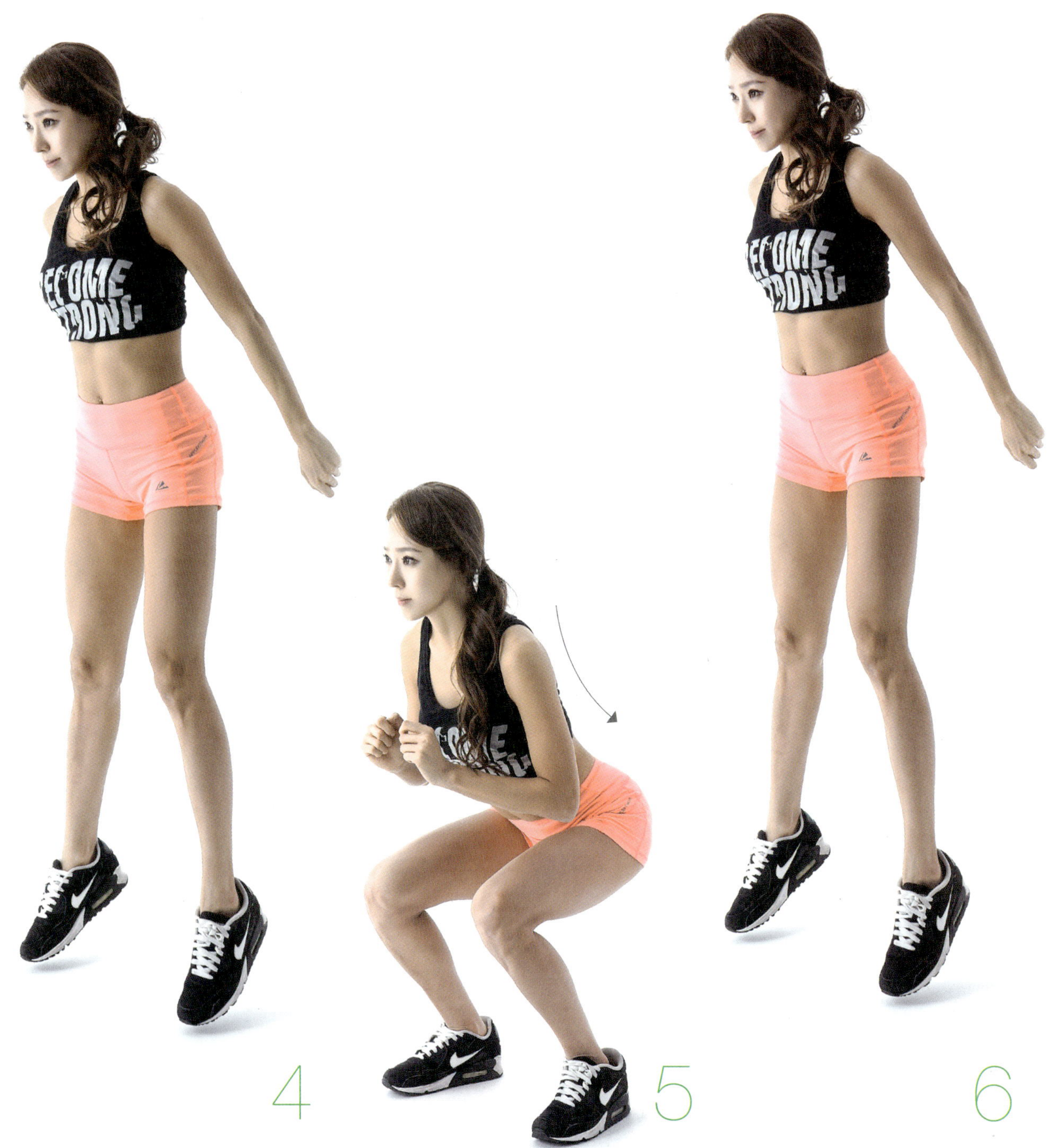

4
5
6

실패 없는 다이어트, 3가지 규칙

누구나 3주 다이어트에 성공할 수 있어요. 하지만 조건이 있어요. 당연한 이야기겠지만 이 3주만큼은 음식, 운동, 습관 3박자를 철저히 맞추는 겁니다. 문제는 이 3박자 맞추기를 어려워하신다는 거죠.

저에게 다이어트 질문을 하고 고민을 털어놓는 분들이 많아요. '평소에 어떤 걸 먹어요?' '굶어도 살이 안 빠지는데 어떡하죠?' '직접 요리해 먹나요?' '워킹맘에 살림도 하는데 평소 운동 시간은 어떻게 내나요?' '유산소 운동은 어떻게 하나요?' 등 비슷한 질문들이 쏟아집니다. 많은 분들이 가장 어렵게 생각하는 것들을 모아보면 역시 음식, 운동, 습관이에요.

만약 그런 고민을 평소에 하고 계셨다면 우선 생각부터 바꾸시라고 말씀드리고 싶어요. 질문들을 자세히 살펴보면 많은 분들이 '다이어트'라고 하면 마음속에 떠올리시는 키워드들이 있는 것 같아요. 'PT, 헬스장, 필라테스, 닭 가슴살, 삶은 달걀, 단백질 파우더, 샐러드, 무염식' 같은 것들이요. 아! 요즘은 '간헐적 단식' 키워드 추가할게요.

그러다 보니 다이어트가 돈이 드는 것, 시간을 내야 하는 것, 배워야 하는 것, 참아야 하는 것처럼 느껴지고 섣불리 시작할 수가 없어요. 제가 생각할 때 다이어트에 성공하려면 이런 세세한 것들을 지키기보다 큰 3가지 규칙을 늘 머릿속에 담고 있으면 됩니다. 그리고 딱 3주만 바짝 조이는 거예요.

규칙 1. 철저히 먹고, 열심히 먹어요

저는 다이어트가 지금보다 건강한 몸, 예쁜 몸을 위해 잠깐의 고통을 참는 거라고 생각해요. 그런데 단순히 체중만 줄고, 예쁜 몸도, 건강도, 만족감도 얻지 못한다면 그동안 먹고 싶은 걸 꾹 참고 견딘 시간이 허무해질 뿐이에요. 식습관

이 잘못되면 이런 경험을 하게 될 확률이 높아집니다. 그래서인지 다들 먹는 걸 가장 어렵게 생각하시기도 하고요. 성공적인 다이어트를 위한 저의 식습관 꿀팁을 소개할게요.

다이어트 식단 짜지 마세요

다이어트 식단을 철저하게 짜는 것이 다이어트 실패 원인이라고 생각해요. 물론 식단을 지키면 좋겠죠. 하지만 식단표대로 먹는 게 얼마나 힘든지 저도 정말 잘 알아요. 한 번, 두 번 식단을 지키지 못하면 '에라~ 모르겠다. 이번 다이어트는 망했어!' 생각하고 포기하게 되죠. 그러니 식단을 너무 철저하게 짜지 마세요.

매 끼니 '탄단지'를 기억해요

저는 완벽하게 식단을 짜는 대신에 매 끼니 채소와 함께 탄수화물, 단백질, 지방을 골고루 섭취합니다. 일반식도 즐겨 먹어요. 대신 룰은 있어요. 첫째, 하얀 탄수화물은 되도록 피하고 잡곡이나 채소 위주로 드세요. 하얀 탄수화물은 소면이나 빵에 쓰는 흰밀가루, 흰쌀밥, 흰떡, 백설탕 같은 것들이 있어요. 잡곡밥, 잡곡빵, 고구마, 바나나 같은 것들이 하얀 탄수화물 대신 섭취할 수 있는 탄수화물이에요. 둘째, 지방을 섭취해야 한다 해도 치킨, 탕수육 같은 튀김에는 엄격하세요. 절대 금지예요. 한입 정도는 괜찮을 수 있죠. 그러나 튀김을 어떻게 한입만 먹을 수 있나요. 3주 동안은 아예 드시지 마세요. 양념이 강한 음식도 피하세요. 염분도, 칼로리도 높습니다. 셋째, 단백질을 골고루 돌아가며 먹어요. 질리면 힘드니까요. 닭고기, 소고기, 돼지고기, 오리고기, 연어, 두부, 달걀, 두유 단백질은 맛도 좋아요. 아래, 제가 주로 먹는 것들을 탄단지로 분류해봤어요. 사실 한 가지 식품이 완벽히 나뉘진 않아요. 소고기만 해도 단백질,

지방 모두 포함하고 있어요. 하지만 대충이나마 알아두면 메뉴 선택하실 때 편할 거예요. 여기에 채소 듬뿍 드세요.

탄수화물 군

현미, 보리, 통밀, 오트밀 등 곡류 / 감자, 고구마, 옥수수 등 채소류
바나나, 수박 등 과일류

단백질 군

닭고기, 돼지고기, 소고기, 생선, 골뱅이, 어패류 등 육류나 어류
각종 콩과 콩 가공 식품, 달걀

지방 군

견과류, 참기름, 올리브유, 버터, 우유, 리코타 치즈, 아보카도 등

배부르게 먹지 않고 배고프지 않게 먹어요

아무리 천천히 먹는다 해도 앉은 자리에서 '아~ 배부르다.' 생각이 든다면 조금 있으면 배가 터질 것처럼 불러요. 배부르다는 생각이 들면 이미 과식한 거예요. 그러니 배가 부를 때까지 먹지 마세요. 배고픔이 사라지면 숟가락을 놓고 10분을 기다리세요. 분명 배가 든든하게 찬 게 느껴질 거예요.

한 끼에 먹는 양을 줄이되 간식을 드세요

끼니 식사는 잡곡밥 1/2공기 또는 그만큼의 탄수화물, 비슷한 양의 단백질, 그리고 채소류로 드세요. 먹는 양을 평소의 절반 정도로 줄이는 겁니다. 그리고 끼니 사이에 간식

을 드세요. 배가 고프면 근육 손실도 있을 수 있지만 무엇보다 폭식 확률도 높아지죠. 저는 간식을 닭 가슴살 샐러드, 고구마, 바나나, 방울토마토, 채소 스틱, 달걀 같은 단백질 또는 채소, 과일 종류 위주로 챙겨 먹고 있어요. 물론 잡곡빵 같은 걸 먹기도 해요.

드레싱과 소금을 완전히 참지 마세요

다이어트 샐러드는 드레싱을 뿌리지 않고 먹어야 한다고 생각하는 분들 많아요. 그런데 그러면 맛이 없어요. 우리는 선수가 아니에요. 그러니 그렇게까지 힘들게는 하지 말자고요. 맛이 없으면 지겹고 오래 못 하잖아요. 꾸준히 하기 위해서는 드레싱 뿌려 드세요. 하지만 마요네즈 꽉꽉 들어간 불투명하고 크리미한 드레싱, 예를 들어 허니 머스터드 같은 드레싱은 다이어터로선 안 될 말이죠. 플레인 요거트를 뿌려 먹어도 잘 어울려요. 제가 가장 빠져 있는 드레싱은 발사믹 식초, 올리브유, 꿀을 3:2:1로 섞은 드레싱이에요. 다진 양파까지 넣으면 최고 꿀맛이에요. 조리할 때도 저는 소금과 후추, 허브 등을 살짝 뿌려 맛있게 만들어 먹어요. 기름 살짝 둘러 소금, 후추 쳐서 고기와 채소 듬뿍 넣어 볶기만 해도 얼마나 맛있는데요. 쌈을 드실 때 쌈장도 드세요. 그러면 맛있게 또 한 끼를 드실 수 있죠. 대신 과하지 않게, 심심하게 드세요.

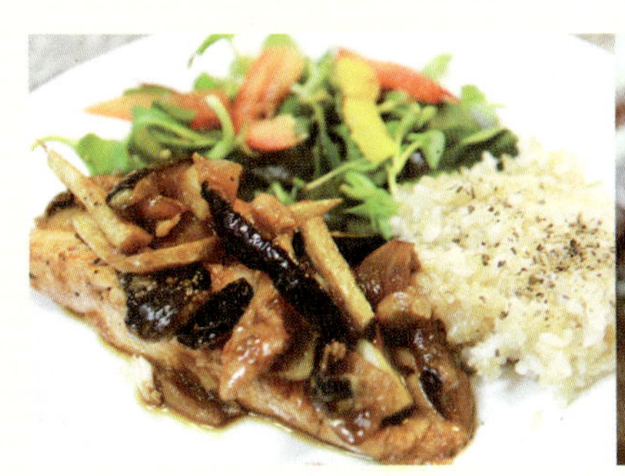

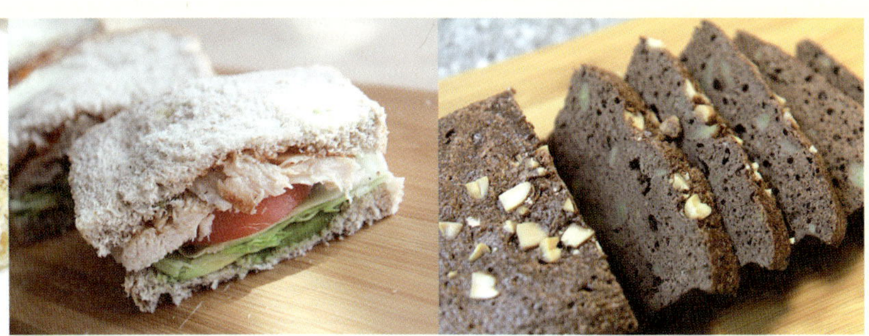

그럼에도 먹고 싶은 건 아침에 먹어요

그럼에도 인스턴트 식품이나 패스트푸드 같은 게 먹고 싶을 때가 있지요. 지금 당장 그걸 안 먹으면 세상 큰일 날 것 같은 때 말이에요. 예를 들어 햄버거 같은 게 먹고 싶어질 때는 일단 사두고 다음 날 아침에 먹어요. 아침에 일어났을 때 안 먹고 싶어지면 가장 좋고, 식은 햄버거라도 먹고 싶을 때는 딱 한입 꼭꼭 씹어 먹습니다.

원푸드 다이어트, 황제 다이어트 절대 금지

포도나 방울토마토 등만 먹는 원푸드 다이어트, 고기만 집중적으로 먹는 황제 다이어트 등은 절대 하지 마세요. 체중은 줄 수 있어도 영양 불균형이 올 수 있어요. 무엇보다 과일이나 채소만 먹는 원푸드 다이어트는 절대 절대 하지 마세요. 일부러 PT 받으며 애써 근육을 만드는 마당에 근육 손실이 올 게 뻔한 선택을 하지 말자고요. 우리 목표는 지방은 덜되, 지금 있는 근육이라도 최대한 지키는 겁니다. 그러려면 원푸드 다이어트는 아주 잘못된 선택이에요.

간헐적 단식은 하지 말아요

긴 시간, 16시간가량 끼니를 거르면 살이 빠진다는 간헐적 단식은 하지 마세요. 원푸드 다이어트와 비슷한 이유예요. 체중 감량에는 효과가 있을 수도 있겠죠. 그러나 적어도 예쁜 라인을 만드는 데는 별 도움이 되지 않아요. 예쁜 라인은 체지방 제거와 동시에 근육을 만들 때만 가질 수 있어요. 공복이 길어지면 근육이 손실됩니다. 게다가 오랜 시간 공복이 이어지다 음식을 먹으면 우리 몸은 언제 또 음식이 들어올지 모른다는 불안감에 지방을 열심히 축적해요. 지방을 잘 축적시키는 몸이 되는 거죠. 그러니 매 끼니 규칙적으로 고르게 영양을 섭취해주어야 해요.

규칙 2. 하루 15분은 근력 운동을 하세요

예쁜 몸, 건강한 몸을 위해서는 달리기, 걷기 같은 지방을 태워주는 유산소 운동은 물론이거니와 근육을 강화시키는 근력 운동이 필수예요. 특히 저처럼 몸이 거대하게 부풀었다가 줄어드는 경우, 근력 운동이 없다면 책 앞부분에서 보셨을 운동 전 사진처럼 되는 거지요. 52kg이지만 탄력 없이 살이 늘어진 바로 그 모습이요. 그 모습을 닮고 싶은 분은 없겠죠. 근력 운동은 반드시 필요합니다. 한 부분 집중 운동을 한다면 하루 15분이면 충분합니다. 근력 운동을 위한 꿀팁을 소개합니다.

나를 위한 15분의 시간을 내세요

변화를 결심했다면 3주는 오롯이 나만을 위한 시간, 단 15분만 확보하세요. 잠에서 깬 직후 아침 시간도 좋고, 잠들기 전 밤도 좋아요. 점심시간 중 15분도 좋아요. SNS 이웃 중에 회사 탕비실에서 초스피드로 스쿼트하시는 분도 봤어요.(최고!)

힘들다 생각이 들 때까지 하세요

힘이 들 때까지 운동하세요. 근력 운동은 근육이 한계치까지 사용되었을 때부터 시작됩니다. 예를 들어 10회를 운동하니 조금 힘은 들지만 할 만하다 싶으면 3~5회 더 해보세요. 정말 힘들다는 생각이 들 때 남은 힘을 그러모아 '한 번 더' 하면 근육이 더 탄탄해질 거예요. 물론 이 책으로 3주 다이어트를 한다면, 1주부터 3주까지 운동 난이도와 추천 회수가 조금씩 높아져서 그보다 다 더 횟수를 많이 늘릴 필요는 없어요. 하지만 몇 가지 동작을 매일 번갈아 운동할 경우에는 점점 근력이 강해지니 횟수를 늘려나가셔야 합니다. 그래야 운동 효과가 있어요.

정확한 동작은 운동, 부정확한 동작은 노동이에요

운동은 정확한 동작이 중요합니다. 자세가 흐트러지면 근육이 자극받는 부위가 달라지고 운동 효과도 떨어지거든요. 고난도 동작의 경우 부상의 위험도 있고요. 힘이 들어 자세가 흐트러진다면 차라리 목표 횟수를 줄이는 것이 좋습니다. 또 빠르게 후다닥 하는 것보다 천천히 포인트를 짚어 운동하는 것이 근력 강화에 좋아요. 그러니 최대한 천천히 운동하세요.

호흡을 충분히 하세요

힘든 동작일수록 무의식적으로 숨을 참는 경우가 많아요. 하지만 온몸에 힘을 줄 때 숨을 계속 참게 되면 현기증이 일어나고 부상 위험이 있습니다. 동작 사이사이 충분히 호흡해주세요.

규칙 3. 조금 더 움직일 기회를 캐치하세요

바빠서 충분히 운동할 시간이 없다면 평소에 몸을 움직일 기회를 캐치하세요. 저는 양치질하며 스쿼트, 회사에서 복사를 기다릴 때는 덩키 킥, 길 가다 공원에 철봉이 있으면 그냥 지나치지 못하고 한 번은 매달리기를 합니다. 애들이 함께 놀자고 하면 아이들이 좋아하는 '시크릿 쥬쥬' '콩순이' 음악을 틀고 신나게 놉니다. 이렇게 생각하면 집을 청소하거나 요리를 하는 것, 빨래를 돌리는 것도 몸을 움직일 기회다 여겨져서 귀찮지만은 않아요. 3주간 생활 습관의 꿀팁을 소개합니다.

하이힐은 잠시 넣어두세요

저는 하이힐을 신는 날은 어떻게 하면 한 걸음이라도 덜 걸을까 생각하게 되더라고요. 그래서 꼭 필요한 자리가 아니면 하이힐을 많이 신지 않아요. 신더라도 갈아 신을 납작한 신발을 늘 갖고 다녀요. 3주간은 하이힐과 멀어지세요. 꼭 운동화가 아니어도 됩니다. 내 몸이 늘 빠르게 움직일 수 있도록 마음의 준비를 하는 거예요.

운동복 입고 생활해요

저는 집에 있을 때는 몸에 달라붙는 운동복을 입고 있어요. 맘만 먹으면 곧바로 운동을 시작할 준비를 해놓는 거기도 하고, 헐렁한 옷보다 집안일 하기도 편해요. 또 운동복을 입고 있으면 운동하고 싶은 마음이 들고, 왠지 온몸에 힘을 더 준 상태로 생활하게 됩니다. 일상적인 동작을 해도 몸 근육에 힘을 주고 있으면 근육이 강해지거든요. 지금 한번 몸에 힘을 꽉 줘보세요. 운동복을 입었을 때 또 하나 장점은 내 몸의 현재 상태가 매우 잘 보인다는 거예요.

한 걸음 더 움직일 수 있는 방법을 찾아요

다이어트 집중 기간 3주는 조금이라도 더 움직일 수 있을까 궁리하는 기간이에요. 예를 들어 책상에서 탕비실까지 가는 좀 더 먼 동선을 찾아봐요. 목적지 한 정거장 전에 내려서 걷는 것도 소소한 즐거움이죠. 진공청소기 대신 손걸레를 택한 나를 칭찬해주세요. 깜빡하고 마트에서 필요한 제품을 안 사온 것도 즐거운 실수가 됩니다.

틈새 시간을 활용하세요

텔레비전을 보며 사이클을 타거나 스쿼트를 하고, 광고 시간엔 재빨리 버피테스트를 합니다. 엘리베이터 기다리는 시간에 벽에 붙어 스트레칭을 해요. 버스를 기다리며 사이드 밴드로 옆구리 살을 태워버려요. 빨래를 갤 때도 바닥에 앉아 레그레이즈를 하고요. 딱 3주만 가만히 있는 시간을 그냥 보내지 말고 바삐 보내볼까요?

당신의 도전을 응원합니다

다이어트 성공으로 얻을 수 있는 가장 큰 이득이 무엇일까요? 건강하고 예쁜 몸? 멋진 핏? 모두 틀린 말은 아니지만 저는 가장 큰 이득은 성취감, 나에 대한 자긍심, 그리고 성공 경험이라고 생각해요. 사실 다이어트 성공하기 정말 힘들잖아요. 그 힘든 시간을 극복한 내가 자랑스러우실 거예요. 삶에 활력이 생기는 것도 하나의 이득이고요. 딱 3주예요. 변화를 위해 큰돈도, 긴 시간도, 엄청난 노력도 필요 없어요. 틈새 시간, 소소한 변화들이 쌓여 놀라운 결과를 냅니다. 나를 위해 이 시간만큼은 힘껏 달려보자고요.

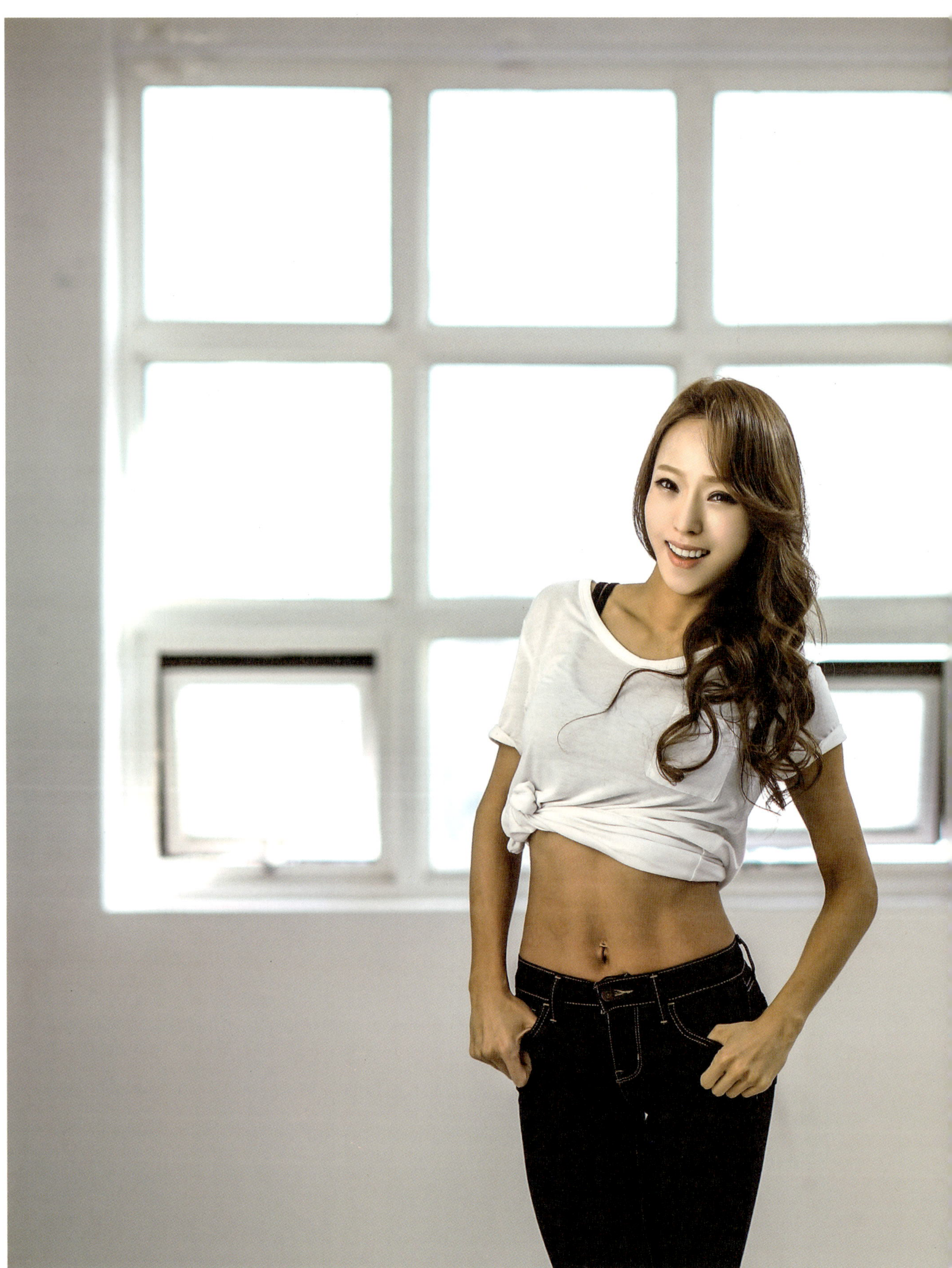

· · · · · ·

3주 플랜 잘 지키셨나요? 선명한
변화도 느끼시나요? 3주 전보다
몸은 슬림해졌지만 더 생기 넘치
는 모습이실 거예요. 모습만 변한
게 아니죠. 그동안 식습관과 생활
습관도 많이 달라지셨을 거예요.
3주간 고생 많으셨어요. 나에게
집중했던 기억을 품고 이제는 즐
기면서 생활하세요.

김사과
애플힙
다이어트

1판 1쇄 인쇄 2016년 7월 4일
1판 1쇄 발행 2016년 7월 11일

지은이 김사과(김은정)

발행인 양원석
편집장 최두은
책임편집 황지영
디자인 designgroup ALL
사진 몽블(표지&프로필), 심재원(본문)
해외저작권 황지현
제작 문태일
영업마케팅 이영인, 양근모, 박민범, 이주형, 김민수, 장현기, 이선미
펴낸 곳 ㈜알에이치코리아
주소 서울시 금천구 가산디지털2로 53, 20층(가산동, 한라시그마밸리)

편집문의 02-6443-8868 **구입문의** 02-6443-8838
홈페이지 http://rhk.co.kr
등록 2004년 1월 15일 제2-3726호
ISBN 978-89-255-5962-9 (14690)